中草药植物苷的口腔保健研究

主编 ◎ 曾晓波 肖蕾 高艳
插图 ◎ 李琳

華中科技大學出版社
http://press.hust.edu.cn
中国 · 武汉

内容简介

本书由浅入深地解析了中草药植物苷成分在口腔保健方面的作用，共分为三章，第一章为常见的口腔黏膜及牙周疾病，第二章为植物苷的口腔保健功效研究，第三章为口腔护理常用方剂。

本书从中西医角度论述了中草药及其植物苷成分的保健作用，其研究方法及思路可为具有一定专业背景的读者提供参考及指导。

图书在版编目（CIP）数据

中草药植物苷的口腔保健研究 / 曾晓波，肖蕾，高艳主编 .—武汉：华中科技大学出版社，2024.5

ISBN 978-7-5772-0705-6

Ⅰ. ①中… Ⅱ. ①曾… ②肖… ③高… Ⅲ. ①药用植物－苷－作用－口腔－保健－研究 Ⅳ. ① R780.1

中国国家版本馆 CIP 数据核字 (2024) 第 079619 号

中草药植物苷的口腔保健研究 曾晓波 肖 蕾 高 艳 主编

Zhongcaoyao Zhiwugan de Kouqiang Baojian Yanjiu

策划编辑：罗 伟 封面设计：廖亚萍

责任编辑：李艳艳 责任校对：朱 霞

责任监印：周治超

出版发行：华中科技大学出版社（中国·武汉） 电话：（027）81321913

武汉市东湖新技术开发区华工科技园 邮编：430223

录 排：华中科技大学惠友文印中心

印 刷：湖北金港彩印有限公司

开 本：880mm × 1230mm 1/32

印 张：6.625

字 数：180 千字

版 次：2024 年 5 月第 1 版第 1 次印刷

定 价：49.80 元

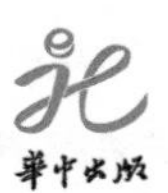

主编简介

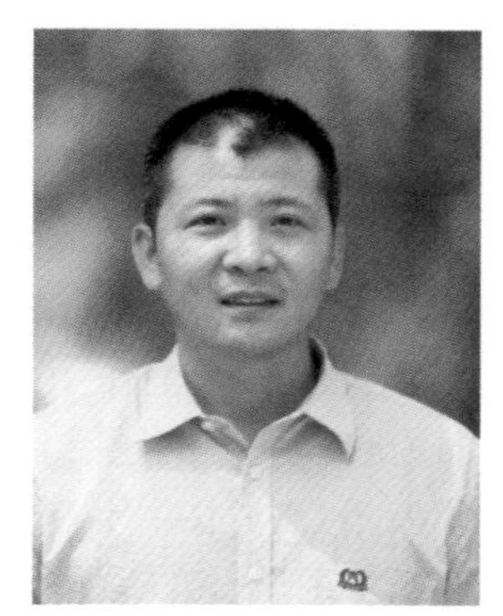

曾晓波　武汉大学药学院副教授，华中农业大学食品科技系（现更名为食品科学技术学院）博士，分别在加拿大西安大略大学的 Fordham 生物医学工程中心和美国佐治亚医学院进行研究访学。

研究工作主要涉及天然生物活性物质，对来自动植物和微生物的生物活性物质进行筛选、分离、分析，研究其药理作用、结构和理化性质，重点研究这些物质对于口腔黏膜及牙周健康护理、减轻和修复皮肤光老化、促进毛囊活力和减轻脱发的作用。

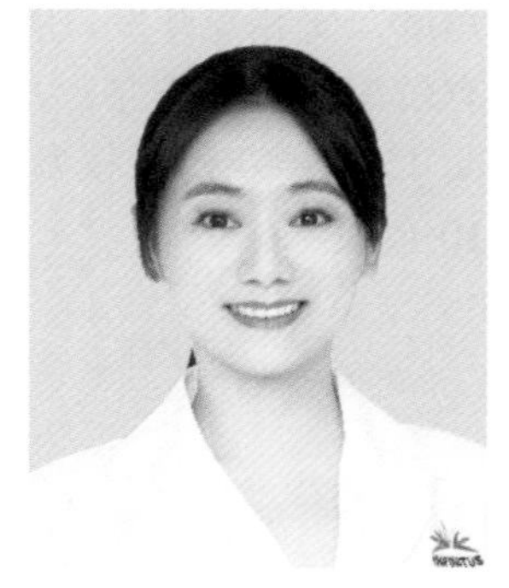

肖　蕾　无限极（中国）有限公司家居用品研发部门负责人，华南理工大学轻工技术与工程学博士，全国口腔护理用品标准化技术委员会委员、传统医学医术确有专长人员、三级调香师、IFPA & NAHA 认证芳疗师。曾经就职于世界 500 强企业，并担任过欧洲独角兽企业中国区技术负责人、国内快消品企业研发负责人等职务。

从事研发工作 20 余年，具有丰富的研发与技术管理经验，对行业趋势、技术前沿及数字化等新兴领域有敏锐的洞察力和实施能力。近年来力推中医理念现代化，通过现代化、科学化、数字化的手段使中国传统医学这一瑰宝发挥积极作用，得到行业的普遍认可。

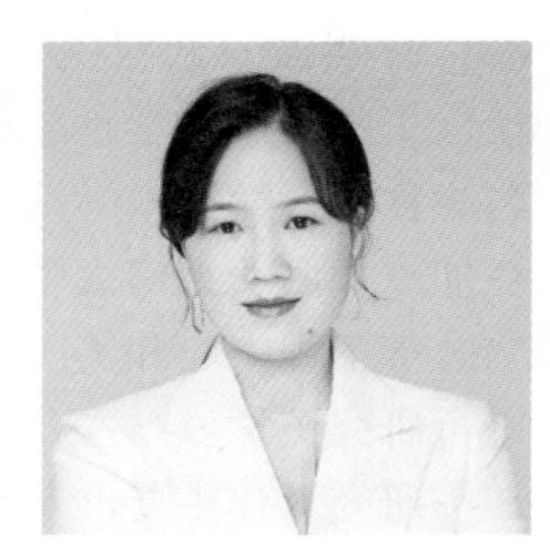

高　艳　无限极（中国）有限公司口腔护理品研发工程师，四川大学化学工艺硕士，中国牙病防治基金会健康口腔推广大使、三级调香师、高级芳疗师。

从事研发工作 10 余年，研究方向为减轻牙龈问题、口腔硬组织修复、牙齿美白技术、牙本质敏感、防蛀、抑制牙菌斑、抗牙石等口腔护理品开发，主持开发几十款产品，并取得较好的市场反馈与经济效益。对于中草药提取及应用、口腔黏膜修复、减轻牙龈问题以及牙槽骨吸收有着深入的理解和丰富的实践经验；从生物酶对口腔微生态平衡及其抑制口腔致病菌生长机制方面进行研究，从口腔自身非特异性免疫屏障角度，研究与开发口腔护理品；对胶体的分子结构、流变性等有较深的理论研究，并应用于牙膏配方及其生产工艺。发表论文 15 篇，获得授权发明专利 8 项，起草行业内相关技术标准 10 余项。

序 1

口腔健康是身体健康与富有活力的重要特征。口腔健康与全身健康关系紧密，互为因果。口腔健康既是身体健康的重要前提，也是直接或间接影响身体健康的重要因素。

中医自古以来就十分重视口腔保健，在《黄帝内经》中已有牙齿和全身健康关系的知识记录，如《素问·上古天真论》中“女子七岁，肾气盛，齿更发长……三七，肾气平均，故真牙生而长极”，这些论述皆与现代医学关于儿童换牙及恒牙生长规律相吻合。中医讲究整体观念，认为口腔是脏腑之门户，口腔的表现与内在脏腑的健康状况有密切关系，比如胃火会引起牙痛、口臭、烂嘴角等；脾胃寒热错杂则可能引发口腔溃疡、牙周疾病。

中医总结了多种中药口腔护理方剂，例如有医圣之称的东汉张仲景，其所著《伤寒杂病论》中记载的甘草泻心汤临床用于治疗口腔溃疡有很好的效果；有药王之称的唐代孙思邈，所著的《备急千金要方》和《千金翼方》收集了治疗口腔疾病的方剂 100 多首。

本书采用全新的视角来讲述中医口腔护理方药与现代医学研究的辩证统一关系，书中介绍了几种经典中草药在口腔护理方面的功效，分别从中医角度和现代药理学角度进行分析，创造性地论证了中医与现代医学的相辅相成。黄芩、三七、金银花等几种药材使用历史悠久,在处理口腔问题方面确有疗效。本书作者通过对其化学成分进行翔实而深入的研究，确定了苷类物质为其中的主要功效成分，明确了其药理作用。这一研究通过实践证明，现代医学研究的技术与手段完全可以融入中医辨证、治疗方案及功效验证中。中医从整体层面指导中草药的配伍，现代医学研究从实证的角度验证功效、明确机制，这种中西合璧的研究方法对口腔护理品的开发具有重要的指导意义。

本书作为专业科普类书籍，图文并茂，整体结构清晰，内容翔实，有助于提升读者在口腔护理方面的保健知识，也有助于中医药研究者拓展思路。值付梓之际，欣然为之作序！

李佃贵

第三届国医大师

全国老中医药专家学术经验继承工作指导老师

2023 年 11 月

序 2

口腔健康是身体健康的重要组成部分，直接关系到人们的饮食、形象和语言交流。我国政府对国民的口腔健康一直比较重视，从 1983 年开始，每 10 年左右开展一次全国口腔健康流行病学调查，并于 1989 年确定每年的 9 月 20 日为全国爱牙日，之后，又将健康口腔列入“三减三健”内容之一。2016 年，我国将健康口腔纳入《“健康中国 2030”规划纲要》，特别提出了健康口腔在全身健康中的作用。

中草药功效牙膏是中国口腔护理市场的一大特色，是行业传承经典、守正创新的工作亮点。数十年的实践证明，添加了中草药活性成分的牙膏对口腔有一定的保健护理作用，饮食习惯、气候时节、情绪压力或不良生活习惯等因素导致的牙龈肿痛、口腔异味、口燥等口腔问题，使用优质的、经过功效验证的中草药牙膏，可得到有效缓解。

中国口腔清洁护理用品工业协会是国家唯一的口腔护理品生产企业联合组织，负责全国牙膏、牙刷、漱口水、冲牙器等系列口腔护理品的研发、生产和经营。为国民提供优质高效的口腔护理品，特别是具有民族传统特色的草本植物类口腔护理品，是协会应尽之责和近年行业高质量发展的重要任务，同时也是口腔健康产品消费的热点与市场的快速增长点。为此，多年来协会在这一领域做了大量的工作，成立了专门的中草药牙膏标准化委员会，制定了大量的中草药原料标准，并颁布了团体标准《中药牙膏》。

本书详细展示了口腔黏膜和牙周的解剖结构及功能特点，从中医和现代口腔医学两个角度出发，阐释常见口腔问题的原因、治疗及预防方法。书中对黄芩、三七、金银花等几种常见中草药在口腔保健方面的作用进行了现代药理学的剖析，明确了这几种中草药的功效成分及药理作用，最后给出了口腔护理的古方和验方。本书作者所进行的一系列研究，对中草药在口腔护理中发挥作用的科学化、规范化、标准化有重要意义，为口腔行业的发展做出了重要贡献。

本书既顺应国家鼓励中医药发展，传承中国传统文化的潮流，又探源溯流，找到了中草药护理口腔的作用机制，从实践方法上为口腔护理品生产企业的创新提供了借鉴经验，有助于推动本行业更好地为消费者提供有特色、有功效的口腔护理品。值此书出版之际，我积极向行业推荐这一佳作，并对本书作者的辛勤付出表示衷心的感谢。愿行业同仁能关注和研读此书，从中学到有关知识，共同为国人口腔健康事业增光添彩！

相建强

中国口腔清洁护理用品工业协会理事长

2023 年 12 月

前言

口腔是消化系统和呼吸系统的开口、人体的窗口，是人体健康的一面镜子。2017 年发布的第四次全国口腔健康流行病学调查显示，我国成人的牙周健康率不到 10%，10 万人中口腔黏膜异常检出率超过 4000 人。然而，我国有良好口腔卫生习惯的人群所占比例较低，持续就医人群比例也较低，对口腔问题更是缺乏认识，以致贻误治疗时机，最后不得不将牙齿拔掉，或等待牙齿松动、自行脱落。

传统医学通常所说的“生病”是一种主动思维逻辑的体现。当口腔等某些身体部位有了生病的“环境”时，在发病前通过中药去调理这个局部环境，这个过程被称为扶正或治未病；当口腔疾病发生后再使用中药方剂治疗，这个过程被称为祛邪。中医在口腔保健方面的应用历史悠久，在《礼记》中有“鸡初鸣，咸盥漱”的记载；在《史记 · 扁鹊仓公列传》中批注了出现龋齿的原因是“食而不漱”；东汉张仲景所著《伤寒杂病论》中记载的甘草泻心汤，临床用于口腔溃疡和贝赫切特综合征有很好的效果；金元四大家之一的李东垣所著的《脾胃论》中记载的清胃散、明代著名医学家张景岳所著的《景岳全书》中记载的玉女煎，分别有治疗牙龈出血和牙痛的功效。

经过大量的实验研究发现，苷类是中草药中一类具有生物活性的化合物，旧称“甙”，学术界又称糖苷类化合物，是糖或糖的衍生物与非糖物质结合形成的化合物。植物苷泛指从天然植物中提取的苷类成分，广泛存在于植物的果实、种子、叶及根皮等部位。植物苷具有多方面的生物活性及疗效，例如，中草药黄芩含有的黄芩苷具有抗菌、抗炎等药理作用，银杏中含有的黄酮苷具有抗肿瘤、改善心血管疾病与脑终末动脉血流等作用。

通过现代医药学领域的研究方法来解释植物苷的作用机制，验证其有效性，是将传统中医口腔方剂推广的重要一步，本书大部分内容分享了如何实现这一目标。本书共分为三章，第一章常见的口腔黏膜及牙周疾病主要介绍了口腔黏膜的结构、牙周的结构和功能等基础知识，为读者提供详细的口腔生理知识，并从中西医角度对常见的口腔黏膜及牙周疾病进行详细论述，帮助读者认识常见口腔问题。第二章植物苷的口腔保健功效研究在简洁讲解了植物苷的基本知识后，重点从中医、药理等方面论述了常见的中草药（黄芩、三七、金银花、积雪草、铁冬青）在口腔保健方面的作用，让读者从中西医研究方法中更好地了解中草药及其植物苷成分在口腔护理方面的疗效。第三章口腔护理常用方剂收集整理了关于黄芩、三七、金银花、积雪草、铁冬青的多种古方及验方。在介绍研究成果的同时，本书也致力于普及口腔保健知识、推动公众重视口腔健康，以及提高公众对日常口腔护理品的保健作用机制的认识等目标。

本书的三位主编统筹编写了几乎全部内容，我们参考了许多国内外相关的研究成果和文献资料，在此向各位前辈及同行致以衷心的感谢。本书的研究内容参与者有武汉大学药学院的学生金文钦、徐阳、高琛、魏红豆、杨派克。在编写过程中，中南民族大学生命科学学院的何莉萍副教授参与第一、三章部分内容的编写，中南民族大学生命科学学院的学生吴雕、杨妞，以及武汉大学药学院的学生向虹霞、于会雨、罗欣悦帮助检索资料和整理数据等。本书中美术插画由无限极（中国）有限公司李琳提供，三七植株照片由邓德山提供，三七药材的形态照片由武汉大学药学院汤俊提供，竹节参植株、金银花植株、铁冬青植株的照片由中南民族大学生命科学学院刘虹提供。在此向他们一并致以衷心的感谢。

本书中方剂组成尽量与原方保持一致，但需关注国家重点保护野生药材的应用，此类药物在临床应用中应灵活处理，不可照搬照抄原方。

由于编者水平有限，书中的疏漏在所难免，诚挚希望得到广大读者的批评指正。

编　者

目录 CONTENTS

第二章

植物苷的口腔保健功效研究 /059

第一章

常见的口腔黏膜及牙周疾病

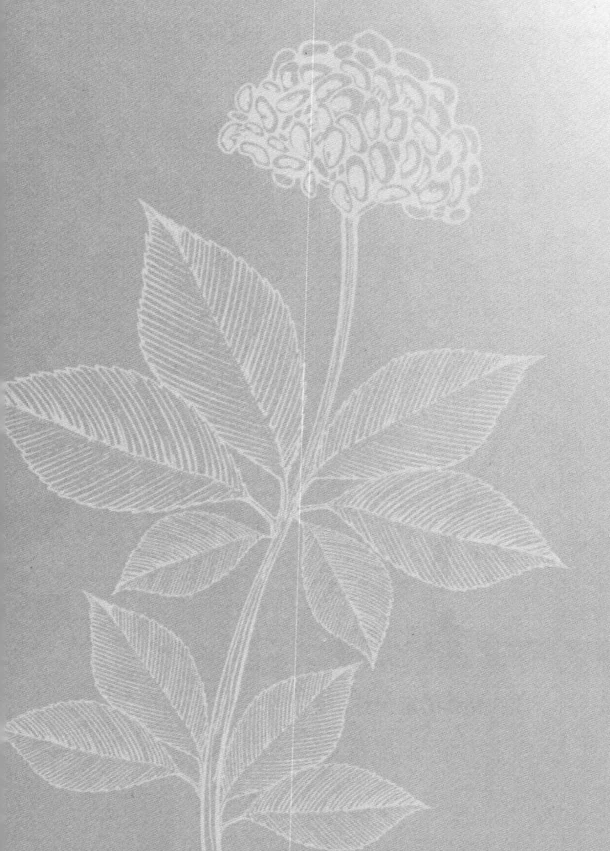

第一节 口腔黏膜的一般知识

1 口腔黏膜的解剖结构

口腔黏膜覆盖于口腔表面，前与唇部皮肤相连，后与咽部黏膜相接。从胚层来源和组织学特点来看，上皮层相当于皮肤的表皮，结缔组织类似皮肤的真皮。与皮肤相比，口腔黏膜具有自身的特点，如呈粉红色，表面光滑湿润。

口腔黏膜的解剖结构由浅入深依次为上皮层、固有层和黏膜下层（图 1-1）。固有层和黏膜下层为结缔组织。上皮层与结缔组织由富含中性蛋白的多糖、呈波纹形的基底膜连接。

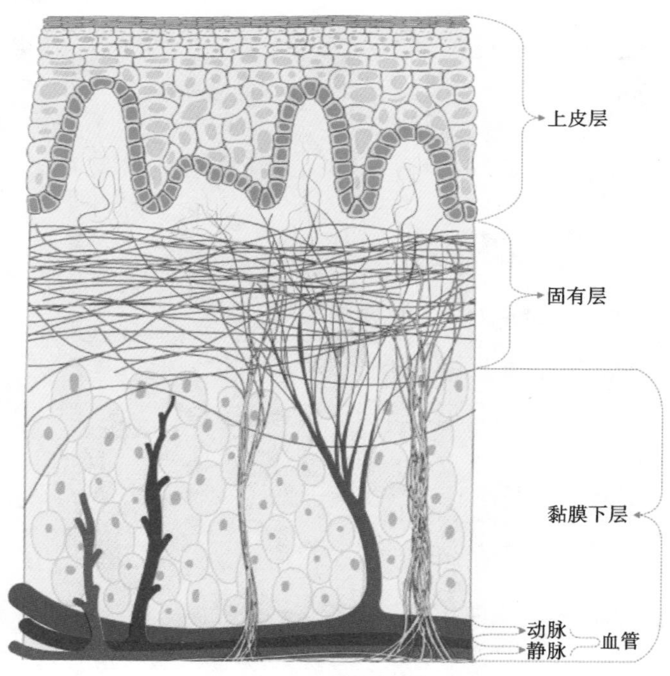

图 1–1 口腔黏膜的解剖结构

1.1 上皮层

口腔黏膜上皮层为复层鳞状上皮，由角质形成细胞和非角质形成细胞组成，以角质形成细胞为主，前者组成复层鳞状上皮，后者游离分布于上皮层内。根据口腔黏膜部位不同，口腔上皮可分为角化和非角化的复层鳞状上皮。有角质层的组织包括牙龈、硬腭和舌背丝状乳头，其他黏膜（唇、颊、舌腹、口底、软腭等）在正常情况下无角质层。以角化型上皮层为例，由表层至深层共分为 4 层，分别为角质层、颗粒层、棘层、基底层（图 1-2）。基底层细胞有分裂、繁殖能力，能不断补充表层脱落的细胞。上皮层经由基底层与固有层结缔组织相连。

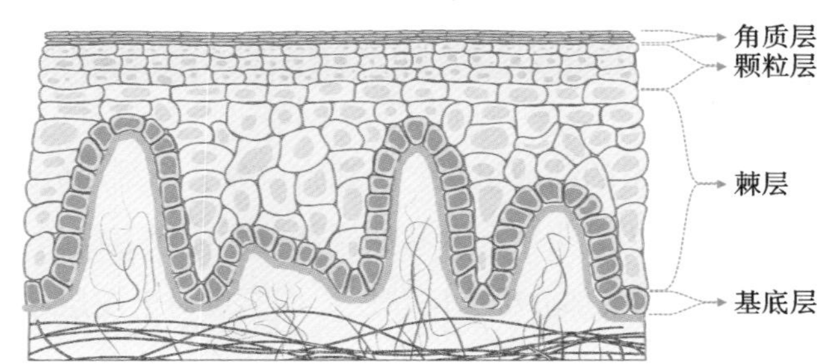

图 1-2 口腔黏膜上皮层的解剖结构

基底层位于上皮层与固有层结缔组织连接处，两者间的交界面并非直线，而是呈现固有层组织形成的乳头状突起，上皮层的深面形成许多上皮嵴，呈钉状向下伸出，与固有层组织呈乳头状向上突出相交，形成不规则的交错面，这种交错面扩大了上皮层与固有层组织的连接，从而使基底层上皮组织的面积比浅层上皮组织表面积大，因此有利于分散上皮层表面所承受的机械压力，从而起到良好的支持作用。

由于基底层细胞和邻近的棘层细胞有增殖能力，基底层与棘层合称生发层。

口腔黏膜上皮层始终处于更新状态，其主要过程是生发层细胞分裂增殖，并不断向上皮层表面移动。在移动过程中，细胞不断分化并发生形态上的变化，最后到达上皮层表面并脱落于口腔中。正常情况下，脱落的细胞数量与新生的细胞数量保持平衡，如平衡被打破，将出现口腔黏膜上皮层增生或萎缩性病变。

口腔黏膜上皮层还分布着一些不参与上皮层细胞增生和分化的非角质形成细胞，包括黑色素细胞、朗格汉斯细胞和梅克尔细胞。

1.2 固有层

固有层为致密的结缔组织，由细胞成分、纤维成分及基质构成。固有层分为乳头层和网状层两部分，伸入上皮部分的乳头称为乳头层,其余部分称为网状层。固有层对上皮层起支持、营养等作用。

固有层的基本细胞是成纤维细胞，有合成和更新纤维、基质的功能。除此之外，还有未分化的间充质细胞、肥大细胞等。固有层的纤维主要是Ⅰ型胶原纤维，此外还有弹力纤维。

1.3 黏膜下层

黏膜下层为疏松的结缔组织，内含腺体、血管、淋巴管、神经及脂肪组织等，为固有层提供营养及支持。黏膜下层主要分布在被覆黏膜下，牙龈、硬腭的大部分区域及舌背无黏膜下层，而与其深部的骨或肌肉直接紧密相连。

2 口腔黏膜的组织特点

口腔黏膜根据所在部位可分为颊黏膜、唇黏膜、上腭黏膜、舌部黏膜和口底。口腔黏膜根据功能可分为 3 种类型：咀嚼黏膜、被覆黏膜和特殊黏膜（表 1-1）。

表 1-1 口腔各部位黏膜的组织特点

分类	分布	特点
咀嚼黏膜	牙龈、硬腭	（1）上皮层有角化（上皮层包括角质层、颗粒层、棘层、基底层）； （2）无黏膜下层
被覆黏膜	唇、颊、口底、舌腹、软腭	（1）上皮层无角化（上皮层包括表层、中间层、棘层、基底层）； （2）有黏膜下层
特殊黏膜	舌背(中医称为舌面)	（1）有 4 种乳头，有味蕾； （2）无黏膜下层

2.1 咀嚼黏膜

咀嚼黏膜能承受较大的咀嚼压力和摩擦力，包括牙龈黏膜和硬腭黏膜。其上皮较厚，有角化。正角化(或完全角化)时有明显的粒层，不全角化时粒层不明显，黏膜细胞间隙较宽，细胞间桥明显；上皮钉突、固有层的乳头多而长，与上皮钉突呈指状镶嵌，形成良好的附着，可有效防止上皮层在外力作用下与下面的结缔组织分开。

2.2 被覆黏膜

口腔黏膜中除咀嚼黏膜和特殊黏膜以外，均属被覆黏膜。黏膜表层无角化，细胞排列紧密，细胞间看不到细胞间桥；上皮层和固有层结缔组织交界较平坦；固有层含有胶原纤维、弹力纤维和网状纤维，胶原纤维较少，弹力纤维较多；有黏膜下层，但较疏松。

2.3 特殊黏膜

特殊黏膜是指舌背黏膜，在功能上属于咀嚼黏膜，但又有相当的延伸度，兼有被覆黏膜的特点。黏膜上皮为复层鳞状上皮，无黏膜下层。特殊黏膜向表面形成许多突起，称为舌乳头。与口腔任何部位的黏膜都不同，舌背表面具有许多不同类型的乳头，且味蕾就分布在舌乳头、软腭、会厌与咽部黏膜的上皮内。

3 口腔黏膜的功能

口腔黏膜的功能主要有 3 种：①完整的口腔黏膜可以起到表面屏障作用，防止物理、化学刺激物进入深层组织，并抵御病菌对口腔的侵害；②分布于口腔黏膜的各种感受器具有温度觉、触觉、痛觉和对各种味道的感知能力；③部分药物可经口腔黏膜渗透吸收。

3.1 屏障保护功能

口腔黏膜保护功能包括唾液屏障、上皮屏障、黏膜表面和黏膜内的特异性及非特异性免疫屏障、微生态屏障（图 1-3）。

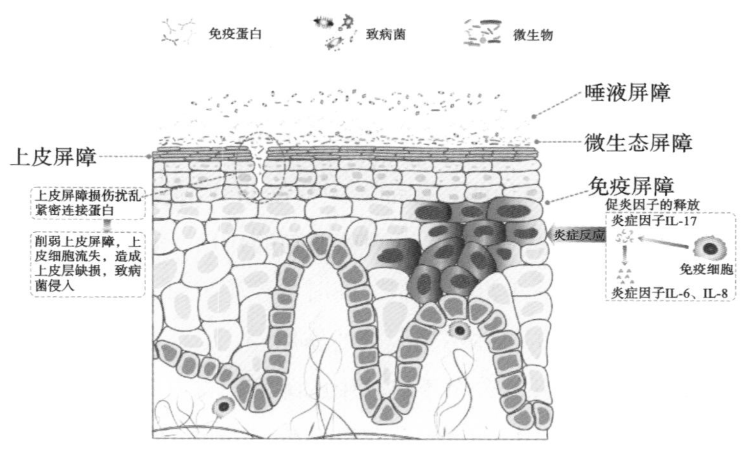

图 1-3　口腔黏膜的屏障保护功能

3.1.1　唾液屏障

唾液形成了口腔黏膜的第一道屏障。唾液主要由 3 对大唾液腺分泌，口腔黏膜内有丰富的小唾液腺也可以辅助分泌唾液。人每日分泌 1000 ～ 1500 mL 唾液，其中水分占 99%，还含有黏蛋白、黏多糖、唾液淀粉酶、溶菌酶、免疫球蛋白、血型物质、尿素、尿酸和游离氨基酸等。唾液除了具有润滑口腔黏膜、溶解食物和便于吞咽的作用，还具有机械冲洗作用，一方面清除口腔有毒物质，另一方面使微生物难以附着在黏膜表面增殖，是阻断微生物致病的关键屏障。

3.1.2　上皮屏障

完整的黏膜是上皮层阻止异物、微生物进入深层组织的天然生理屏障。此外，口腔黏膜上皮内还存在一种上皮内屏障，该屏障主要由上皮细胞成熟过程中排到细胞间隙的膜被颗粒组成，可起到阻止异物作用。

3.1.3 免疫屏障

口腔黏膜组织内部含有多种免疫细胞，包括抑制性 T 细胞、辅助性 T 细胞等，在受到抗原刺激后会发生连锁反应，产生淋巴因子，发挥免疫功能。例如，朗格汉斯细胞表面有 Ia 样抗原和 Fc、C3 受体，具有类似巨噬细胞的作用，它提呈抗原给 T 淋巴细胞，激活 T 淋巴细胞，同时可产生 IL-1，具有吞噬和杀灭微生物、保护机体不受侵袭的作用。

黏膜组织之外的分布于口腔中的唾液，含有多种免疫球蛋白（IgA、IgG、IgM），其中分泌型免疫球蛋白（SIgA）是唾液中最重要的免疫球蛋白，它由口腔黏膜固有层中的浆细胞合成和分泌后，储存于唾液腺中。SIgA 能保留在上皮细胞或细菌表面，成为一种“抗菌涂层”，防止细菌和病毒附着在口腔黏膜表面；还可以凝集多个细菌形成较大颗粒，有利于唾液对细菌颗粒的冲洗清除；SIgA 还可在补体、溶菌酶的共同作用下，溶解细菌，达到抗感染作用；此外，SIgA 可以中和病原体产生的毒素，在黏膜局部发挥抗感染作用。

3.1.4 微生态屏障

口腔是一个开放的复杂环境，其中的微生物复杂多样，包含细菌、真菌、病毒及其他低丰度微生物组等。在口腔微生物群中，需氧或厌氧菌产生多种糖蛋白及多糖，黏附定植于口腔，共同聚集形成生物膜。共生菌群对限制口腔致病菌在黏膜部位的定植至关重要，当微生态平衡被破坏时，某些细菌物种过度生长，并与口腔致病菌形成互利关系，就会重塑口腔微生态，促进侵袭性感染，因此健康的口腔微生态可以保护口腔上皮屏障的完整。

3.2 感觉功能

口腔黏膜除了能敏锐地感知温度外，也能根据触觉感受食物形状、粗硬程度以及大小等，还能感知痛觉。同时，分布在舌、咽、会厌和软腭的味觉感受器——味蕾，通过舌背上的轮廓乳头及菌状乳头，将酸、甜、苦、咸、鲜、油腻等的敏锐感觉传达至大脑中枢(辣属于痛觉)，以决定对食物的取舍，并通过复杂的神经反射，调控三大唾液腺和位于口腔黏膜下的小唾液腺的分泌，调节唾液的不同成分及其分泌量，直接参与食物消化。该功能是全身其他组织细胞不具有的。

在一定程度上，感觉功能可以视为保护功能，因为口腔黏膜上的感受器启动了吞咽、呕吐、恶心反射和唾液分泌等保护机制。另外，口腔黏膜上还具有渴觉感受器，在调控口渴机制中发挥重要作用。

3.3 吸收功能

颊黏膜和舌下黏膜的上皮均无角化，有利于药物吸收，而牙龈和硬腭黏膜也有可能吸收药物。一般认为口腔黏膜渗透能力介于皮肤和小肠黏膜之间，药物渗透性能顺序：舌下黏膜 > 颊黏膜 > 牙龈、硬腭黏膜。舌下黏膜渗透能力强，药物吸收迅速，给药方便。许多肝脏首过效应强或在胃肠道中易降解的药物，包括甾体激素、硝酸甘油、二硝酸异山梨酯等，舌下给药的生物利用率可显著提高，例如，舌下含服硝酸甘油一般在给药 2 ～ 3 min 后即可发挥作用。

第二节　牙周的一般知识

1　牙周的解剖结构

牙周是牙齿的支持组织，它包括牙龈、牙周膜、牙槽骨和牙骨质。它们共同构成一个功能系统，将牙牢固地附着于牙槽骨内，使其承受各种咬合力（图 1-4）。

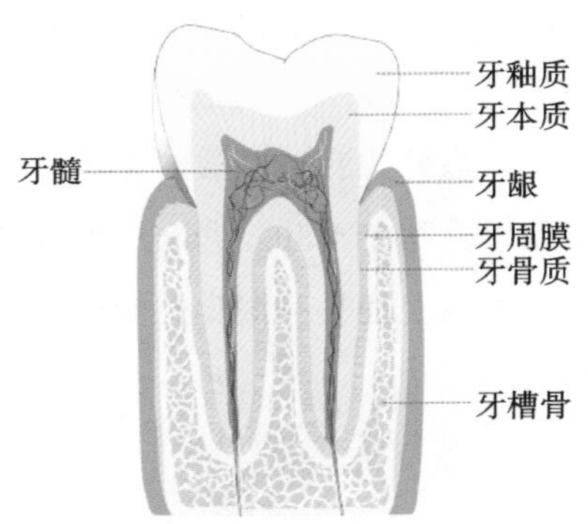

图 1-4　牙周的解剖结构

1.1　牙龈

牙龈由牙龈上皮和固有层组成，按部位分为游离龈、附着龈和牙龈乳头（图 1-5）。牙龈上皮包括口腔龈上皮、沟内上皮和结合上皮（又称附着上皮），固有层为致密的结缔组织（图 1-6）。

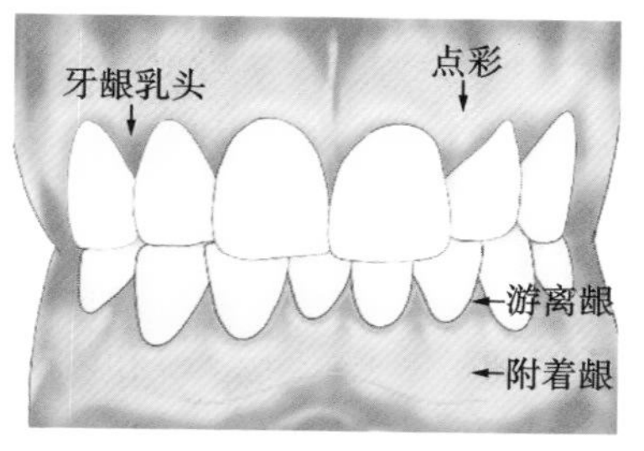

图 1-5　牙龈的表面结构

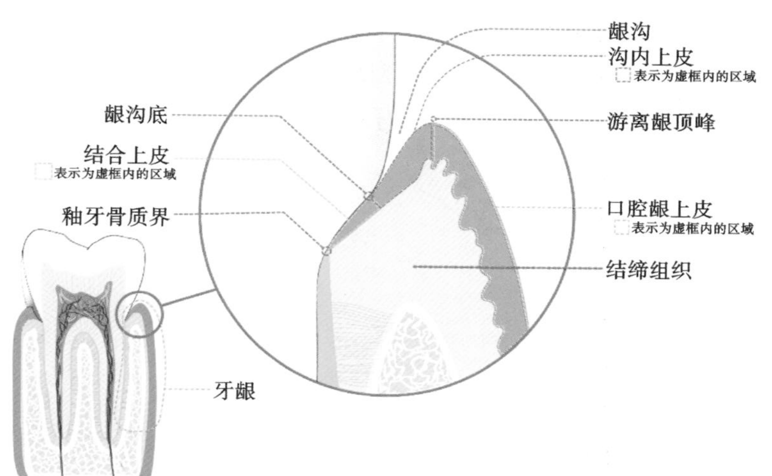

图 1-6　牙龈的解剖结构

牙龈的边缘称为游离龈，又称边缘龈，粉红色，呈波浪状包绕牙颈部，宽约 1 mm。附着龈在游离龈与牙根之间，呈粉红色，坚韧、不能移动。附着龈表面橘皮样的点状凹陷称为点彩。附着龈的根部方向为牙槽黏膜，附着龈与牙槽黏膜之间有明显的界线，称为膜龈联合。呈锥体状填充于临近两牙的牙间隙部分的牙龈，称为牙龈乳头，又称龈乳头。颊舌侧的龈乳头，在每个牙的邻面接触区下方汇合处略凹陷，称为龈谷。龈谷易受炎症刺激，对刺激物的抵抗力较差，易导致牙周病的发生。

1.2 牙周膜

牙周膜又称牙周韧带，是位于牙根和牙槽骨之间的致密结缔组织（图 1-7）。牙周膜环绕牙根，连接牙根和牙槽骨，与牙龈的结缔组织相连。牙周膜中Ⅰ型胶原纤维的含量为 78.06%，Ⅲ型胶原纤维的含量为 11.73%。Ⅰ型胶原纤维粗大，是连接两端钙化组织的主要纤维；Ⅲ型纤维细小，呈波纹状，它与Ⅰ型胶原纤维共价交联，可保持牙周的弹性。

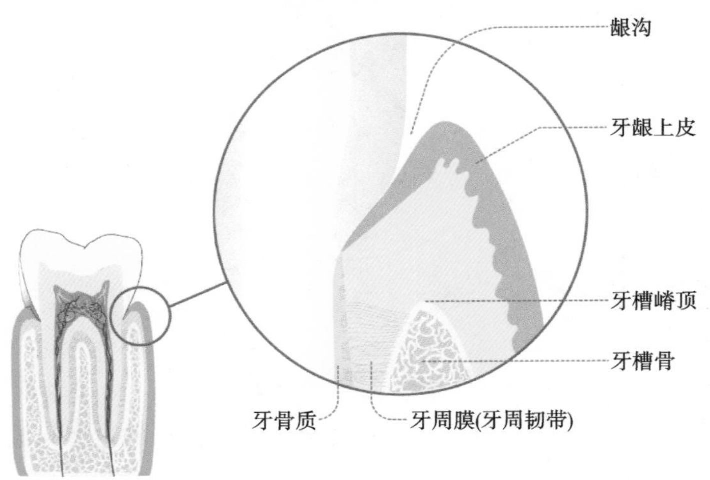

图 1-7 牙周膜的位置

1.3 牙槽骨

牙槽骨是上、下颌骨包围和支持牙根的部分，又称牙槽突。容纳牙根的窝称为牙槽窝，内壁为固有牙槽骨，其结构致密，属于密质骨。X 射线透视下，可以看见围绕牙周膜外侧的一条阻射线，称为硬骨板。当牙周组织出现炎症或承受创伤时，硬骨板首先受累，X 射线透视下观察，可出现硬骨板消失、模糊或中断。

牙槽嵴顶位于牙槽骨的最顶部，在不同的牙位可呈现不同的形态，在前牙区为圆柱状，在磨牙区为扁平状，在牙齿颊舌侧变薄或消失。成人的牙槽嵴顶与釉牙骨质界的距离为 0.75 ～ 1.49 mm，平均为 1.08 mm，如果距离超过 2 mm，则可认为有牙槽骨的吸收。这是牙周炎的一个重要病理变化，如果不及时治疗，将导致牙齿逐渐松动，最终脱落或被拔除。

1.4 牙骨质

牙骨质覆盖于牙根表面，呈淡黄色，硬度和骨相似，无机盐成分占 45%～ 50%，主要是钙和磷，以羟基磷灰石的形式存在。有机物和水占 50%～ 55%，有机物主要为胶原纤维和蛋白质。

牙骨质属于牙体组织，但其功能与牙周组织密切相关。牙骨质和牙槽骨是矿化的组织，有机物约占 1/3，其中 I 型胶原纤维占 90%以上，Ⅲ型胶原纤维含量低于牙骨质胶原纤维的 5%，一般认为牙骨质中的Ⅲ型胶原纤维与伸入的 Sharpey's 纤维有关。

牙骨质的胶原纤维按来源分为两类：一种为牙骨质细胞自身产生的内源基质纤维，纤维方向与牙根表面平行，成层堆积；另一种为外源性的 Sharpey's 纤维，纤维方向与牙根表面垂直，并插入牙周膜内。牙骨质及牙周膜的解剖结构见图 1-8。

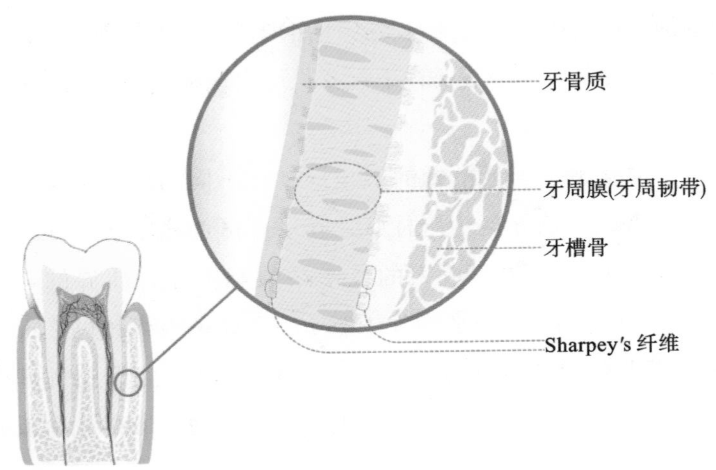

图 1-8　牙骨质及牙周膜的解剖结构

牙骨质分为有细胞牙骨质和无细胞牙骨质。在牙颈到牙根的上半部分为无细胞牙骨质；下半部分，即根尖半部，为有细胞牙骨质。牙骨质在整个生命过程中不断形成，当牙骨质表层老化时，会沉积一层新的牙骨质，以保持附着体的完整。

2　牙周的组织特点

2.1　牙龈的组织特点

牙龈上皮为复层鳞状上皮，表面可完全角化和不全角化，上皮分为三个区：口腔龈上皮、沟内上皮和结合上皮。口腔龈上皮为角化上皮，覆盖于游离龈的顶端、外表面以及附着龈的外表面。牙龈上皮转向内侧覆盖龈沟壁，形成沟内上皮，该上皮无角化，有上皮钉突。结合上皮为薄的复层鳞状上皮，呈领圈状包绕牙冠或牙根。结合上皮为无角化的鳞状上皮，在冠根方向的长度为 0.25 ～ 1.35 mm。随着牙的不断萌出，结合上皮附着于牙面的位置从牙冠部移至牙颈部，当牙完全萌出后，结合上皮附着于釉牙骨质界处，它的冠端构成龈沟底。当牙龈退缩、牙根暴露时，结合上皮则位于牙根。目前，常将龈沟底到牙槽嵴顶的恒定距离称为生物学宽度，约为 2 mm，包括结合上皮和牙槽嵴顶以上的牙龈结缔组织。

牙龈的固有层由致密的结缔组织形成，分为乳头层和网状层，固有层内含有丰富的胶原纤维，占牙龈结缔组织中蛋白质总含量的 60%，主要为 I 型胶原纤维。

2.2 牙周膜的组织特点

牙周膜中纤维聚合成束，排列成一定方向，称为主纤维束，包括 I 型胶原纤维和少量耐酸水解性纤维。牙周膜主纤维束有一定的排列方向，一端埋入牙骨质中，另一端埋入牙槽骨中，埋在牙骨质和牙槽骨的纤维称为穿通纤维或 Sharpey's 纤维。根据部位及功能，主纤维束呈不同方向排列，其中多数纤维束成 45° 角左右的斜行方向，附着于牙槽骨的一端较高，较低的另一端附着于牙骨质，对牙齿起悬吊作用。

牙周膜主纤维束之间的疏松结缔组织是间隙组织，其中有血管、神经、淋巴管。牙周膜中有丰富的感觉神经末梢，也有交感神经支配血管。牙周膜的淋巴管分别注入各个颈部淋巴结中，所以当牙周膜感染时会引起局部淋巴结肿大。牙周膜中还有上皮剩余，又称 Malassez 上皮剩余，是牙根发育期间上皮根鞘的剩余。它在间隙组织中呈小条索或小团块，一般为静止状态，外伤或感染后会引起其增生，也可能是牙源性囊肿或颌骨肿瘤的上皮来源。

2.3 牙槽骨的组织特点

牙槽骨按其解剖部位可分为固有牙槽骨、密质骨和松质骨。密质骨是牙槽骨的外表部分，是颌骨内外骨板的延伸部分。松质骨由骨小梁和骨髓组成，位于密质骨和固有牙槽骨之间。牙槽骨受到垂直力时，外力由松质骨承接，继而转移到密质骨。受压侧长时间受压时，受压侧的牙槽骨出现骨吸收，受牵引处有骨新生。

2.4 牙骨质的组织特点

牙骨质从牙颈部向根尖方向逐渐增厚，颈部为16～50 μm，根尖1/3和根分叉处厚度可达150～200 μm。牙骨质和牙釉质的交界为釉牙骨质界，有3种形式：60%～65%为牙骨质覆盖牙釉质，约30%为牙骨质与牙釉质端端相接，约10%为两者不相接。

3 牙周的功能

3.1 牙龈的功能

口腔黏膜上皮的连续性是防止异物、细菌及其他抗原类物质侵袭机体的重要屏障之一。牙萌出后，口腔黏膜上皮的连续性被破坏，一部分口腔黏膜上皮与牙表面形成有机的连接。龈牙结合部是牙龈组织借结合上皮与牙齿表面的连接，良好地封闭了软硬组织的交界处。另外，牙龈内有多组不同走向的牙龈纤维，使牙龈紧密地贴附于牙面，形成一种结构性屏障。所以龈牙结合部具有活跃的防御系统，是口腔黏膜屏障的一个重要组成部分。

牙龈的结合上皮既无角质层，也无上皮钉突，细胞间隙较大，桥粒体数目较少，所以结合上皮的通透性较高，细菌分泌的有害物质易穿透进入组织，但给药也易于吸收。结合上皮的细胞之间的连接，还易受白细胞和酶等细菌代谢产物的影响，外来刺激物容易通过结合上皮进入结缔组织。而结缔组织内的白细胞也可通过结合上皮进入龈沟内，发挥免疫作用。

牙龈固有层中含有大量的牙龈纤维，其重要作用包括：使牙龈与深部组织牢固贴附；保持牙龈必要的硬度，以承受咀嚼压力；使游离龈与牙骨质及相邻的附着龈相连。

牙龈结缔组织含有多种细胞成分，包括肥大细胞、单核巨噬细胞、淋巴细胞、白细胞以及成纤维细胞。成纤维细胞约占牙龈结缔组织细胞总体积的 65%，该细胞合成胶原纤维、弹性纤维以及无定型的细胞基质成分。细胞基质成分在维持结缔组织的功能中起重要作用，主要是一些生物大分子构成的胶状物质，如蛋白多糖和糖蛋白。蛋白多糖是由蛋白质与大量多糖结合而成的大分子复合物，是基质的主要成分，多糖成分主要为透明质酸和硫酸软骨素。糖蛋白的成分主要为蛋白质，包括纤维粘连蛋白和骨粘连蛋白。这些大分子物质在维持牙龈组织正常功能以及牙周组织修复再生过程中起重要作用。

3.2 牙周膜的功能

牙周膜主要有支持功能、感觉功能、营养功能以及形成功能。牙周膜的支持功能是将牙齿固定在牙槽窝内，缓解外力冲击，保护血管神经以及牙根，减轻冲击所带来的危害。感觉功能是通过牙周膜周围丰富的神经以及感受器，感觉外界的压力或者震动，帮助调节关节的运动和牙齿的咀嚼。营养功能是通过丰富的血管，向周围的组织和细胞提供营养，帮助其修复。形成功能则由牙周膜内的细胞来实现。牙周膜的主要细胞包括成纤维细胞、成牙骨质细胞、成骨细胞和破骨细胞、上皮剩余细胞、牙周膜干细胞。健康牙周及牙周炎、牙龈炎的示意图见图 1-9。

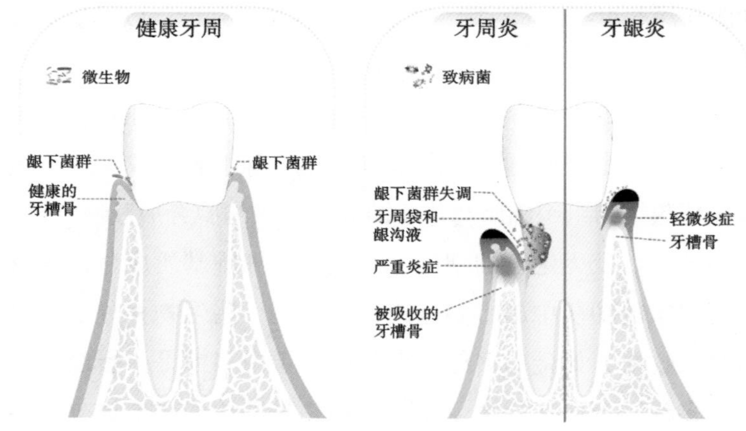

图 1-9 健康牙周及牙周炎、牙龈炎的示意图

牙周膜成纤维细胞的功能主要是合成胶原纤维，它是牙周膜中数量最多、功能最重要的细胞。成纤维细胞形态呈卵圆形或细长形，排列方向与主纤维束平行。成纤维细胞可以不断形

成新的胶原纤维，同时还可产生胶原酶降解纤维，使牙周膜中的胶原不断更新。成纤维细胞还与细胞基质成分的形成有关。牙周膜基质的主要成分有糖胺聚糖和糖蛋白，充满在细胞、纤维、血管和神经之间，起到维持牙周膜代谢，保持细胞形态、运动和分化等的重要作用。

牙周膜干细胞是具有良好增殖、自我更新和多向分化潜能的间充质干细胞，可分化为成牙骨质细胞、破骨细胞及成骨细胞等多种不同的细胞。成骨细胞位于新形成的牙槽骨表面，能分泌胶原纤维和骨基质，矿化后成为骨间质，也可转化成为骨细胞。破骨细胞位于骨吸收部位的陷窝内，可使骨或牙骨质被吸收。成牙骨质细胞位于近牙骨质处的牙周膜中，合成和分泌的主要是Ⅰ型胶原纤维和牙骨质基质，在牙骨质的损伤修复中发挥重要作用。

3.3 牙槽骨的功能

牙槽骨在人体骨骼中是代谢和改建最活跃的部分，一些局部和全身因素都可影响牙槽骨的改建，局部因素如牙的正畸、炎症的治疗、外伤等，全身因素如内分泌水平的变化等。牙槽骨的改建会影响牙槽骨的高度、外形和密度，主要表现在 3 个区域：与牙周膜的邻接区、颊舌侧骨板的对应骨膜区以及骨髓腔的骨内膜表面。

3.4 牙骨质的功能

牙骨质有不断新生的特点，部位主要在根尖区和根分叉区。当牙的切缘和颌面受到磨损时，可由根尖部的牙骨质继续沉积补偿。当外伤或牙周炎时，牙骨质出现吸收或折裂，也可通过牙骨质的沉积来修复。牙骨质内的细胞成分很少，无明显再生能力，但牙周膜干细胞可分化为成牙骨质细胞，从而分泌并沉积新的牙骨质，埋入新的牙周膜纤维，重新建立新的牙周附着关系。在牙周炎、再植牙、正畸治疗、创伤愈合过程中，牙周组织的修复再生是必不可少的。

第三节 常见的口腔黏膜及牙周组织疾病

1 全国口腔健康概况

2017 年，国家卫生和计划生育委员会（现国家卫生健康委员会）发布了第四次全国口腔健康流行病学调查，其中关于口腔黏膜和牙周的健康状况统计结果如下。

1.1 全国成人口腔黏膜健康状况（表 1-2）

表 1-2 全国成人口腔黏膜健康状况（1/10 万）

年龄组 / 岁	口腔黏膜异常	恶性肿瘤	白斑	扁平苔藓	溃疡	念珠菌病	脓肿	其他
35 ～ 44	4195	0	204	340	1655	0	658	1451
55 ～ 64	6792	43	368	735	2077	22	1730	1925
65 ～ 77	6455	23	384	654	1693	1	2031	1941

全国 35 ～ 44 岁年龄组的口腔黏膜异常检出率为 4195/10 万，其中溃疡为最常见的口腔黏膜异常症状。

55 ～ 64 岁年龄组的口腔黏膜异常检出率为 6792/10 万，其中溃疡为最常见的口腔黏膜异常症状。

65 ～ 77 岁年龄组的口腔黏膜异常检出率为 6455/10 万，其中脓肿为最常见的口腔黏膜异常症状。

1.2 全国牙周健康状况（表 1-3）

表 1-3 全国牙周健康情况

年龄组 / 岁	牙周健康率 /（%）	牙龈出血检出率 /（%）	牙石检出率 /（%）	牙周袋 ≥ 6 mm 检出率 /（%）	附着丧失 ≥ 4 mm 检出率 /（%）
12	41.6	58.4	61.3	—	—
15	34.8	64.7	73.6	0.1	0.5
35 ～ 44	9.1	87.4	96.7	6.9	33.2
55 ～ 64	5.0	88.4	96.4	15.1	69.9
65 ～ 77	9.3	82.6	90.3	14.7	74.2

牙龈出血提示牙龈有炎症，是判断牙龈炎症的活动性指标，也是牙龈炎、牙周炎的临床表现之一。牙石是口腔内矿化的牙垢和菌斑，表面附着大量菌斑，是引起牙周病的起始驱动

因素。牙周袋≥ 6 mm 和附着丧失≥ 4 mm，表示有重度牙周炎，临床表现为炎症较明显或发生牙周脓肿，牙齿多数有松动。

全国 12 岁年龄组的牙周健康率为 41.6%，不健康的情况中，男性高于女性，城市高于乡村。全国 15 岁年龄组的牙周健康率为 34.8%，不健康的情况中，男性高于女性，乡村高于城市。

全国 35 ～ 44 岁年龄组的牙周健康率为 9.1%，不健康的情况中，男性高于女性，农村高于城市。55 ～ 64 岁年龄组的牙周健康率为 5.0%，不健康的情况中，男性高于女性。65 ～ 77 岁年龄组的牙周健康率为 9.3%，不健康的情况中，男性高于女性。

根据调查结果显示：居民口腔健康素养水平逐渐提高，居民口腔健康知识知晓率为 60.1%，84.9%的人对口腔保健持积极态度。老年人口腔健康状况良好，65 ～ 74 岁老年人存留牙数为 22.5 颗，中年人牙石和牙龈出血检出水平较高，牙周健康状况有待提高。口腔健康状况与个人饮食习惯、口腔保健行为、口腔卫生服务利用等多方面因素密切相关。

2　常见的口腔黏膜及牙周疾病

常见的口腔黏膜及牙周疾病包括口腔溃疡、口腔念珠菌病、口腔扁平苔藓、球菌性口炎、口角炎、牙龈炎、牙周炎、口臭等，下面对它们分别介绍。

2.1 口腔溃疡

口腔溃疡是指由于某种疾病而造成的口腔黏膜组织缺损或凹陷，在黏膜形成凹下或凿孔状边缘。溃口有明显痛感，严重者甚至影响患者的日常生活。口腔溃疡主要有复发性口腔溃疡、创伤性口腔溃疡和疱疹性口腔溃疡。

2.1.1 病因

复发性口腔溃疡的病因目前尚不清楚，与该病有关的因素包括细菌感染、免疫力下降、遗传、系统性疾病、环境影响、微循环障碍等。机械性损伤是创伤性口腔溃疡最常见的原因，如残根及残冠的尖锐边缘、不良修复体、尖锐牙尖等可使对应的黏膜形成溃疡或糜烂面，开始时可能仅有轻微疼痛或肿胀，时间久后，周围会有炎症反应，溃疡基部较硬，甚至出现组织增生，发生在老年人的舌缘时常被疑为舌癌。疱疹性口腔溃疡主要由单纯感染疱疹病毒引起，多见于免疫功能还没有发育完善的 6 岁以下儿童或久病体弱者。

2.1.2 临床表现

1. 复发性口腔溃疡

复发性口腔溃疡又称复发性阿弗他溃疡，指反复发作的疼痛而病因不明的溃疡。其发病率为 10%～25%，是较常见的口腔黏膜疾病。复发性口腔溃疡具有周期性和自限性，常在唇、舌尖、舌边缘、颊等处产生一个或数个孤立的、圆形或椭圆形的浅表性溃疡，具有明显的烧灼疼感，一般 1～2 周自愈。

（1）轻型复发性口腔溃疡　该型最多见，在复发性口腔溃疡中约占 80%。在口腔溃疡发生前局部有不适、触痛或烧灼感，多数患者有此前驱症状。24 h 后局部水肿、充血，此时往往呈一小红点，持续 1 ～ 3 日，上皮破损，形成小溃疡，这时患者感疼痛加重，溃疡渐扩大，一般直径为 2 ～ 4 mm，为小圆形或椭圆形，若在唇颊沟处则为条状，因此溃疡的形态可因其所在部位的不同而略有不同。溃疡的边缘整齐，有约 1 mm 宽的红晕，中心凹陷状，其上覆以灰黄色或浅黄白色纤维素性假膜，疼痛加重，呈“黄、红、凹、痛”特征。再过 4 ～ 5 日，红晕逐渐消失而痊愈，愈后不留瘢痕。若溃疡持续 7 ～ 14 日，不治而愈，称为自限性。溃疡数目不多，每次 1 ～ 5 个，好发于无角化区，如唇、颊等处黏膜，在角化区的牙龈、硬腭处较少见。患者复发的间隔期长短不一。

（2）重型复发性口腔溃疡　该型又称复发性坏死性黏膜腺周围炎或腺周口疮。其发病情况与前者相似，但溃疡较大且深，似弹坑，直径为 10 ～ 30 mm，深至黏膜下层甚至肌层，溃疡周围组织红肿且微隆起，扪之感觉较硬，大多数边缘整齐。愈合后有瘢痕或者有组织缺损，若瘢痕位于嘴角区则张嘴受限，位于舌尖或悬雍垂，则可能有组织缺损。

溃疡可发生在任何部位，但初始好发于口角，此后有向口腔后部移行的趋势，如颊、咽旁、软腭、悬雍垂。溃疡持续时间较长，数周至数月才可愈合。溃疡一般为 1 个，周围可伴有数个小溃疡，疼痛较重，尤其位于咽旁的溃疡。

2. 创伤性口腔溃疡

创伤性口腔溃疡是指由物理、化学等局部刺激因素所致的口腔黏膜溃疡性疾病，包括由残根冠、不良修复体等引起的物理性损伤，或由局部用药不当、强酸、强碱误入口内引起的化学性损伤，还有原因不明的黏膜血疱。急性或意外的机械损伤也常见，如外伤、咬伤、砂石或牙钻使用不当，会造成黏膜的急性损伤、溃疡，甚至造成撕裂伤。

婴儿上腭翼钩处的两侧黏膜，有时因用过硬的塑胶奶头人工喂养，经常摩擦该处，导致黏膜发生溃疡，称为儿童创伤性口腔溃疡。乳切牙萌出后若切缘较锐，过短的舌系带与牙切缘摩擦发生溃疡，初时仅局部充血，继之出现小溃疡，不断地刺激使溃疡扩大，引起组织增生，称为舌系带溃疡。

3. 疱疹性口腔溃疡

疱疹性口腔溃疡多见于幼儿初次感染Ⅰ型单纯疱疹病毒后发病，成人亦可见。感染单纯疱疹病毒后经潜伏期 4 ～ 7 日，儿童出现发热、流涎、拒食、烦躁不安等症状，成人则有发热、头痛、肌肉疼痛、乏力、咽喉疼痛等症状。再经 1 ～ 2 日口腔黏膜广泛充血水肿，出现成簇小水疱，疱壁较薄，不久溃破，形成浅表溃疡。其特点是溃疡小，直径仅 1 ～ 2 mm，但数目多，有数十个或更多，散在地分布于黏膜的任何部位。严重者可融合成大面积糜烂，附着龈和边缘龈也有明显的急性炎症损害，整个病程 7 ～ 10 日，自限性痊愈。部分患者可于口周皮肤、鼻翼、颏下等处并发疱疹，可伴头疼、局部淋巴结肿大等症状。

初次感染后，30％～ 50％患者可复发，多见于成人，是由于Ⅰ型单纯疱疹病毒侵入人体之后，潜伏于三叉神经节和颈上神经节，但不会引发典型症状。如果机体免疫力降低，当受到发热、轴突损伤、身体或情绪压力、某些细菌或病毒感染、日晒或肾上腺皮质激素等各种非特异性因素刺激时，病毒可被激活，并沿感觉神经纤维行至神经末梢支配的皮肤和黏膜上皮细胞内重新增殖，引起局部疱疹复发，引发疱疹样变化。复发部位一般多在原先发作过的位置或邻近，多见于口唇。复发时间一般间隔数月，但也可数周、数日后再次发作。病损局部先有灼热疼痛、肿胀发痒感觉，继之出现红斑发疱，水疱逐渐扩大融合，疱破后糜烂或干涸结痂。病程有自限性，约 10 日愈合，不留瘢痕，但可能有色素沉着。

另外，幼儿受到肠道病毒的感染引发手足口病，当病毒不断侵蚀身体内的血液，会引起黏膜性病变，出现疱疹性口腔溃疡。

2.1.3　治疗

应在医生指导下用药，主要方法是消除病因、消炎、止痛及促进愈合。

1. 复发性口腔溃疡

（1）消炎类药物　①膜剂：用羧甲基纤维素钠、山梨醇为基质，加入金霉素、氯己定以及表面麻醉剂、糖皮质激素等制成药膜，贴于患处。也可用羧丙基甲基纤维素和鞣酸、水杨酸、硼酸制成霜剂，涂于溃疡表面，通过酯化形成具有吸附作用的难溶性薄膜，起到保护溃疡表面的作用。②软膏或凝胶：用 0.1% 曲安西龙软膏等涂于溃疡面。③含漱剂：用 0.1% 高锰酸钾溶液、0.1% 依沙吖啶、0.02% 呋喃西林溶液、3% 复方硼砂溶液、0.02% 氯己定溶液等含漱，每日 4 ～ 5 次，每次 10 mL，含于口中 5 ～ 10 min 唾弃。但应注意，长期使用氯己定漱口有舌苔变黑、牙齿染色等副作用，停药后舌苔发黑会自行消除。④含片：含服西地碘片，每日 3 次，每次 1 片，具有广谱杀菌、收敛作用；含服溶菌酶片，每日 3 ～ 5 次，每次 1

片，有抗菌、抗病毒和消肿止痛作用。⑤超声雾化剂：将庆大霉素注射液 8 万单位、地塞米松注射液 5 mL、2%利多卡因或 1%丁卡因 20 mL 加入生理盐水至 200 mL，制成合剂后用于雾化，每日 1 次，每次 15 ～ 20 min，3 日为 1 个疗程。

（2）止痛类药物　止痛类药物包括利多卡因凝胶、喷剂，苯佐卡因凝胶，苄达明喷剂、含漱液等，仅限在疼痛难忍、严重影响进食和生活质量时使用，以防成瘾。擦干溃疡面后可用棉签蘸取少量止痛药液涂于溃疡处，有迅速麻醉止痛的效果。

（3）促进愈合类药物　外用重组人表皮生长因子凝胶，或者外用重组牛碱性成纤维细胞生长因子凝胶等。

（4）糖皮质激素类药物　曲安奈德口腔糊剂，地塞米松软膏、喷剂、含漱液，强的松龙软膏，倍他米松含漱液，氢化可的松黏附片，氟轻松乳膏，丙酸倍氯米松喷剂、乳膏等。

（5）局部封闭　对经久不愈或疼痛明显的患者，可做溃疡黏膜下封闭注射，有止痛和促进愈合的作用。

（6）全身治疗　对于溃疡复发频繁或长期不愈的患者，可考虑全身治疗，以减少复发并促进愈合。针对病因的治疗，如细胞免疫功能低下者，结合免疫增加剂治疗，往往能提高疗效。临床上常选用转移因子、左旋咪唑、胸腺肽、丙种球蛋白等，以提高患者的免疫力，还可选用肾上腺皮质激素或免疫抑制剂。

2. 创伤性口腔溃疡

首先，尽快去除刺激因素，例如，拔除残根、残冠，磨改过锐牙尖和边缘嵴，修改不良修复体，纠正咬唇、咬颊等不良习惯，改变婴儿喂食方式，矫正舌系带过短等。其次，局部敷涂消炎药物，如用氯己定、依沙吖啶、复方硼砂溶液等含漱。对长期不愈的溃疡应做活检，以排除癌变的可能。

3. 疱疹性口腔溃疡

明确诊断后，应在医生指导下选择使用抗疱疹病毒的药物，如盐酸伐昔洛韦片、泛昔洛韦片等，能够抑制体内病毒的代谢和繁殖，从而使局部的症状逐渐消失。B 族维生素有营养神经的作用，可以适当搭配口服以降低局部疼痛。

在单纯疱疹引起的病症初起之时，使用外用药物可有效减轻病症，例如，外用喷剂昔洛韦乳膏或者重组人干扰素 α2b 凝胶，能够抑制病毒的合成。如果水疱已经破裂，有明显的破溃、糜烂，可以使用康复新液浸泡无菌纱布湿敷，等局部干燥之后再使用上述外用药膏，还可以在局部照射半导体激光，加速溃疡愈合。

2.1.4 预防

①加强锻炼，增强体质；注意休息，避免过度操劳。

②饮食有节，不宜过食肥甘厚味及辛辣之味；勿过食生冷及过服苦寒之剂，以免损伤脾胃；多食蔬菜、水果。

③保持口腔卫生，以防继发感染。

④心平气静，避免发热亢盛而致口腔溃疡。

2.2 口腔念珠菌病

口腔念珠菌病是由念珠菌引起的急性、亚急性或慢性真菌病。念珠菌是一种真菌，属于隐球菌科。在迄今发现的 150 种念珠菌中仅有白色念珠菌、热带念珠菌、类星型念珠菌、克柔念珠菌、近平滑念珠菌、高里念珠菌、假热带念珠菌 7 种有致病性，其中又以白色念珠菌在正常人群中的携带率最高，致病力最强。对于新生儿，常见于鹅口疮或雪口病；对于成人，多继发于伤寒、大面积烧伤或烫伤、泻泄、糖尿病、原发性免疫缺陷，以及长期大量使用抗生素的患者。长期佩戴活动假牙的患者，时常会在义齿基托的承托区黏膜出现白色念珠菌感染，导致患者疼痛不适。

2.2.1　病因

白色念珠菌是口腔念珠菌病的主要病原菌，该菌在大多数正常人的口腔中都可以检出，与宿主有共生关系。正常情况下白色念珠菌呈酵母型，并不致病；而当它发育为菌丝型时，才有致病性。使宿主致病的诱因包括：念珠菌自身毒力增强、患者的防御功能降低、原发性或继发性免疫缺陷病、代谢或内分泌疾病、维生素缺乏、医源性因素、环境因素、工作条件、慢性局部刺激和接触传染等。

2.2.2　临床表现

口腔念珠菌病临床分型并不统一，目前比较公认的是按主要病变部位进行分类，临床主要有以下 4 种表现类型。

1. 急性假膜型

急性假膜型又称鹅口疮、雪口病，多在出生后 2 ～ 8 日发生，好发部位为颊、舌、软腭及唇，损害区黏膜充血，有散在的色白如雪的柔软小斑点，如帽针头大小，不久即相互融合为白色或蓝白色丝绒状斑片，并可继续扩大蔓延，严重者可波及扁桃体、咽部、牙龈。斑片附着不十分紧密，稍用力可擦掉，擦掉后会暴露红的黏膜糜烂面及轻度出血。患儿烦躁不安、啼哭、哺乳困难，有时有轻度发热，全身反应一般较轻；但少数病例可能蔓延到食管和支气管，引起念珠菌性食管炎或肺念珠菌病，少数还可并发幼儿泛发性皮肤念珠菌病、慢性黏膜皮肤念珠菌病。该型也可发生于其他任何年龄，但少见。

2. 急性萎缩型

急性萎缩型多见于成人，又称急性红斑型或抗生素性口炎。临床表现特点是外形弥散的口腔黏膜红斑，多见于舌背黏膜，两颊、上腭及口角亦可发生红斑，唇部亦偶有发生。严重者舌乳头呈团块状逐渐萎缩消失，舌背黏膜呈光滑鲜红状或糜烂充血，周围丝状乳头增生、舌苔增厚；在后牙前庭沟等不易摩擦部位可伴有鹅口疮样损害。同时，患者常有味觉异常或丧失、口腔干燥、黏膜灼痛的症状。涂片检查不易见到典型的念珠菌菌丝。该型常见于长期使用广谱抗生素者，或原患消耗性疾病、白血病、营养不良、内分泌紊乱等疾病及肿瘤化疗后的患者。

3. 慢性萎缩型

慢性萎缩型因红色病损以及多见于佩戴义齿者，又称慢性红斑型或义齿性口炎、托牙性口炎。临床表现为义齿基托的承托区黏膜形成鲜红色界限弥散的广泛红斑，严重者出现腭黏膜水肿和牙槽嵴边缘水肿，上颌义齿基托后缘线的腭部病损区与正常区间分界清晰。基托组织面和承托区黏膜密合状态不佳者，红斑表面可形成颗粒。大多数患者的斑块或假膜中可查见白色念珠菌，80%有念珠菌唇炎或口角炎的患者有托牙性口炎，患者自觉灼痛、不适感。该型患者多数为日夜戴义齿的老年人，女性多于男性。

4. 慢性增生型

慢性增生型因病损色白如白斑，又称念珠菌性白斑，是一种口腔黏膜慢性增生性念珠菌病，多见于颊、舌背及腭黏膜、颊黏膜。该型的颊黏膜病损，常对称位于口角内侧三角区，呈结节状或颗粒状增生，或呈现固着紧密的白色角质斑块，类似一般黏膜白斑。腭部病损可由义齿性口炎发展而来，黏膜呈乳头状增生或肉芽肿样增生。舌背病损，多见于长期吸烟者，表现为丝状乳头增殖，色灰黑，称为黑毛舌或毛舌，也属于本型。该型病程长、病情较重，有癌变危险。

2.2.3 治疗

口腔念珠菌病需在医生指导下进行治疗，以局部治疗为主，但严重病例及慢性念珠菌病例需辅以全身治疗。

1. 局部治疗

在医生指导下，采用合适浓度的含漱液清洗黏膜病损区。例如，碱性漱口水能够帮助清除食物残渣，减少其分解产酸并使口腔成为碱性环境，可阻止白色念珠菌的生长和繁殖；龙胆紫溶液能抑制念珠菌的生长；氯己定具有抗真菌作用。

2. 抗真菌药物治疗

在医生指导下口服制霉菌素、克霉唑、酮康唑，或黏膜患处涂抹硝酸咪康唑（达克宁）等药物，杀灭感染的念珠菌。药物可能出现肠道反应、肝功能异常和白细胞减少等副作用。

3. 免疫治疗

对身体虚弱，以及由于自身原因或者服用药物而造成的免疫力低下，或患有与之有关的全身疾病的慢性念珠菌病患者，常需辅以增强免疫力的综合治疗，如注射转移因子、胸腺素、脂多糖等，还可以补充铁剂、维生素 A 等。

4. 手术治疗

手术治疗是非常规治疗方法，一般不用。对于慢性增殖型念珠菌病，出现念珠菌性白斑的轻度、中度上皮异常增生，经药物治疗 3 ～ 4 个月疗效不显著者可以使用,使其逆转或消失。对于此种癌前损害，在治疗期间应严格观察白斑的变化，以防止癌变。

2.2.4 预防

①哺乳期婴儿、久病患儿应注意保持口腔清洁卫生，可选用淡盐水或 2%碳酸氢钠溶液擦洗口腔。

②合理应用抗生素及免疫抑制剂，避免大剂量滥用。有系统性疾病需长期应用者，应常用 2%碳酸氢钠溶液漱口。

③注意义齿卫生，使用具有抗菌成分的制品或小苏打水浸泡活动义齿，特别是全口活动义齿。

2.3 口腔扁平苔藓

口腔扁平苔藓是一种常见的口腔黏膜慢性炎性疾病，表现为口腔内有紫红色扁平丘疹，病重时甚至局部会出现糜烂。主要临床表现为刺激痛、粗糙不适，皮肤和黏膜可单独或同时发病。在各类口腔黏膜病中发病率仅次于复发性口腔溃疡，患病率为 0.1%～ 4%，好发于中年女性。长期糜烂病损的恶变率为 0.4%～ 2.0%，目前已被世界卫生组织列入潜在的恶性疾患范畴。

2.3.1 病因

口腔扁平苔藓的病因和发病机制尚不明确，目前认为可能与多种因素相关，包括免疫因素、精神因素 (如疲劳、焦虑、紧张)、内分泌因素、感染因素、微循环障碍、遗传因素、系统性疾病（糖尿病、感染、高血压、消化道功能紊乱等）以及口腔局部刺激因素等。使用某些药物，例如，甲基多巴、氯喹、氨苯唑、卡托普利、奎尼丁等，以及某些中药后，或者在口腔内有金属填充体或修复体时，口腔内可能会出现类似扁平苔藓的病变。

2.3.2　临床表现

典型的临床表现是口腔黏膜的白色条纹损害。此外，患者可自觉黏膜粗糙不适，有木涩感、烧灼感、口干等，偶伴痒感。进食刺激性食物时，可能有灼痛、刺激痛，可伴发皮肤损害。根据病损的临床表现，口腔扁平苔藓可分为以下 3 种。

1. 网纹型

由小丘疹连成线状白色、灰白色花纹；花纹可组成网状、树枝状、环状或半环状等多种形状，也可表现为白色斑块状。可发生于口腔黏膜任何部位，颊部最多见，大多左右对称。

2. 糜烂型

常在充血基础上发生糜烂，所以又称充血糜烂型。糜烂周围有白色花纹或丘疹，疼痛明显。长发生于颊、唇、前庭沟、磨牙后区、舌腹等部位。

3. 萎缩型

多见于舌背，为略显淡蓝色的白色斑块，微向下凹，舌乳头萎缩致病损表面光滑，发生在牙龈时则有充血或浅表糜烂，临近可见白色花纹。

除了以上 3 类口腔症状，还可伴随皮肤损害，典型表现为多发性扁平多角形丘疹，略高于表面，边界清楚。初为紫红色或鲜红色，后逐渐变成褐色斑，有些可见网状白色条纹，有表面鳞屑、脱屑的表现，主要分布在四肢屈侧，在踝部和腕部皮肤比较多见。还见临床症状表现于指甲，部分患者可以发生甲体变薄，甲体无光泽、凹陷甚至脱落，常呈对称性分布，指甲常见纵沟或嵴。

2.3.3 治疗

治疗主要针对各种可能的发病原因展开，需去除局部刺激因素、控制感染，在医生指导下根据病损严重程度选择药物治疗方案，同时需重视对患者的心理疏导。

1. 局部治疗

消除局部刺激因素，如烟酒、牙石、残根、残冠、尖锐牙尖、龋洞或牙体缺损不良修复因素及牙科充填材料等；有真菌感染时可局部抗真菌治疗；出现充血、糜烂时，可应用软膏、药膜、喷剂等形式的肾上腺皮质激素。

2. 全身治疗

根据疾病的严重程度进行药物治疗，由医生指导使用糖皮质激素、免疫抑制剂、免疫调节剂等。

3. 手术治疗

长期糜烂不愈合可发生癌变，恶变率为 0.4%～2.0%，经病理检查确诊已发生癌变的病损应及时手术切除。治疗后即使症状和病损完全消失，也需复查防止复发。

2.3.4 预防

①保持口腔卫生，正确使用牙线、牙刷。

②建立健康的生活方式，积极预防和治疗系统性疾病。

③消除局部因素的刺激作用；改正咬唇、咬黏膜等不良习惯。

④保持乐观开朗的精神状态，缓解焦虑情绪。

⑤定期进行口腔检查及保健。

2.4 球菌性口炎

由致病性球菌引起的急性球菌性感染性口炎，临床特征为形成均匀致密的假膜性损害，故又称假膜性口炎，好发于口腔卫生差、免疫力低下等人群。

2.4.1 病因

球菌性口炎是金黄色葡萄球菌、溶血性链球菌、肺炎双球菌、草绿色链球菌等致病菌引起的口腔黏膜的急性损害，往往是几种球菌同时致病，引起口腔黏膜的急性损害。长期不刷牙导致口腔内大量细菌繁殖，可诱发该病。正常口腔黏膜有一定的防御能力，当免疫力低下时不能抵御球菌的感染与入侵，导致病变。虽然球菌性口炎表现为急性炎症，但临床多见的是继发于某种口腔损害之后，在原有糜烂、溃疡的基础上发生的继发性球菌感染。

2.4.2 临床表现

球菌性口炎可发生于口腔黏膜任何部位，口腔黏膜表面出现明显充血水肿、灼痛，局部形成糜烂或溃疡。由于血管壁渗透性增强，纤维蛋白原渗出，在黏膜表面凝固成灰白色或黄褐色假膜，含有脱落的上皮细胞与大量细菌。假膜特点是较厚而突出于黏膜表面，致密而光滑，易拭去，出现溢血的糜烂面。病损周围炎症反应明显，患者唾液增多，疼痛明显，有炎性口臭，区域淋巴结肿大压痛，有些患者可伴有白细胞数增多、发热等全身症状。

不同的球菌感染所致病变部位有所不同，通常金黄色葡萄球菌感染多见于牙龈，肺炎双球菌好发于硬腭、舌腹、口底及颊黏膜，而链球菌感染多见于唇、颊、软腭、口底等部位黏膜。通过涂片检查或细菌培养，以确定主要的病原菌。

2.4.3 治疗

在医生指导下，进行局部或全身治疗。

1. 局部治疗

可用3%双氧水清洁溃疡面，含漱氯己定溶液、复方硼砂溶液，疼痛明显者可用普鲁卡因溶液饭前含漱。

2. 全身治疗

口服或注射广谱抗菌药物，如四环素、磺胺、青霉素、庆大霉素、螺旋霉素等。若疗效不佳，可根据药敏培养结果选用对致病菌敏感的抗生素。口服补充B族维生素及维生素C。

2.4.4 预防

①慎用药物，以防药物过敏后继发口炎。

②保持口腔卫生，及时刷牙清除牙面上的食物残渣及细菌等。

③避免吃过热、过烫及热的黏性食物，防止黏膜烫伤后感染。

④加强身体锻炼，增强机体的抗病能力。

2.5 口角炎

口角炎又称口角唇炎、口角糜烂，俗称烂嘴角，是上下唇两侧联合处口角区各种炎症的总称，可见于任何年龄段的人群，以皲裂、口角糜烂和结痂为主要症状，可导致单侧或双侧嘴角发炎、红肿、疼痛，基本局限于上下唇的交汇区域，情况严重者可向嘴唇或周围皮肤蔓延。患者张口易出血，吃饭、说话均受影响，好发于冬春季节，多见于儿童和老人，易复发。口角炎根据病因可分为感染性口角炎、创伤性口角炎、接触性口角炎及营养不良性口角炎四种类型。

2.5.1 病因

1. 感染性口角炎

感染性口角炎由细菌、病毒、真菌等病原微生物引起。白色念珠菌等是其中常见的致病性真菌，金黄色葡萄球菌、链球菌等是其常见的细菌感染，还有单纯疱疹病毒、梅毒螺旋体、HIV 感染等。

2. 创伤性口角炎

创伤性口角炎由急性创伤或严重的物理刺激引起，如口腔治疗时使用粗糙的一次性口镜，或口角牵拉时间过长过重，引起口角破损；也可由搏击、运动、工作时不慎撞击口角引起口角区创伤；也可由舌舔口角，或用手指、铅笔等异物摩擦口角等不良习惯引起。

3. 接触性口角炎

接触性口角炎由接触了变应原或毒性物质引起，故又称变应性或毒物性口角炎。患者常为过敏体质，接触变应原，如某些唇膏、面霜、口红等化妆品及可能引起过敏反应的食品、药物等而发病。

4. 营养不良性口角炎

当营养不良、缺乏维生素 B_2，铁、蛋白质供给不足时也可出现口角炎症状。由糖尿病、贫血、免疫功能异常等全身疾病引起的营养不良，易导致人体免疫力下降，有利于病原微生物的感染、繁殖，因此也可继发。

2.5.2 临床表现

尽管病因不同，但口角炎的临床表现多为口角部位充血、红肿、皲裂，可有出血或脓性分泌物，形成血痂或脓痂，疼痛明显，张口受限，使患者张口说话、吃饭受到影响。严重的接触性口角炎患者可能会有皮疹、荨麻疹等皮肤表现，还可有喷嚏、哮喘、恶心、呕吐、腹痛、腹泻、发热、进食困难等全身症状。缺乏维生素 B_2 引起的口角炎还可伴发唇炎、舌炎和脂溢性皮炎等，而由糖尿病、贫血、免疫力低下等全身因素引起者，还会有相应的全身症状。

2.5.3 治疗

保持口角区清洁干燥，在医生指导下，使用相应药物以促进愈合。

1. 感染性口角炎

针对不同的病原微生物，局部或全身进行相应的药物治疗。局部有结痂时，可以应用氯己定溶液、生理盐水等进行湿敷；细菌感染引起的口角炎，可在无渗出结痂时局部涂抹抗生素类软膏，如金霉素软膏、红霉素软膏等；真菌感染引起的口角炎，可局部涂抹抗真菌药物，如克霉唑软膏、咪康唑等，不宜使用广谱抗生素；病毒引起的口角炎，可局部涂抹抗病毒药物，如泛昔洛韦软膏、复方碘苷眼膏等。

2. 创伤性口角炎

创伤性口角炎以局部处理为主。局部用消炎、止痛药物，促进愈合；因外伤导致的创口过大、过深者，应及时清创、缝合；有严重继发细菌感染者，可根据实验室检查结果口服抗生素。

3. 接触性口角炎

去除过敏原，停止服用可疑药物、食物。合理使用抗过敏药物。

4. 营养不良性口角炎

对于由糖尿病、贫血、免疫功能异常等全身疾病引起的口角炎，应针对病因治疗全身性疾病，有针对性地补充维生素、叶酸、微量元素等。

2.5.4 预防

①对于有基础疾病的患者，如糖尿病患者等，应加强基础疾病的管理。

②均衡饮食，增加富含 B 族维生素的食物。

③对于缺失牙过多、牙齿重度磨耗或者假牙佩戴时间过长、过度磨损，导致口角下垂、皱褶加深，或唾液浸泡口角区引起的口角炎，患者应及时修复缺失牙或更换假牙来减少口角区皱褶，以保持口角区干燥。

④改正吮指、咬铅笔及舔口角等坏习惯，切忌用舌头舔患处或用手撕痂皮；保持患处皮肤清洁、干燥，适当应用润唇膏或润肤霜。

2.6 牙龈炎

牙龈炎是一种发生于牙龈组织的病变，包括牙龈局部的炎症和全身疾病在牙龈处的表现。牙龈炎是局限于牙龈组织的病变，一般不侵犯牙周深层组织，其中最常见的是慢性龈缘炎。牙龈的炎症主要位于游离龈和龈乳头，各年龄段均可发生，患病率和严重程度随年龄增长而逐步增加。

2.6.1 病因

龈牙结合部堆积的牙菌斑及其中的有害物质长期作用于牙龈，引起炎症，加上存在牙石、不良修复体、食物嵌塞、牙错位拥挤及口呼吸等，加重了菌斑堆积及牙龈的炎症。牙龈炎患者主要病原菌中球菌所占比例较健康时下降，能动菌 (能自主运动的菌) 和螺旋体的所占比例升高，革兰阴性菌明显增多，黏放线菌、消化链球菌、具核梭杆菌、中间普氏菌等成为优势菌。牙龈炎的组织病理改变主要是血管的充血、组织水肿、炎症细胞浸润和胶原纤维增生。

2.6.2 临床表现

牙龈炎按照临床病症，可分为以下 4 种。

1. 慢性龈炎

慢性龈炎曾称慢性龈缘炎、边缘性龈炎、单纯性龈炎。慢性龈炎是口腔常见病和多发病，涉及的人群广，世界各地区、各种族、各年龄段的人都可以发生，几乎每个人在其一生中的某个时间段都可发生不同程度和不同范围的慢性龈炎，每 4 个成人就有 3 个人的牙龈以及支撑牙龈的骨骼受此病的影响，属于“仅与牙菌斑有关的牙龈炎”，是菌斑性牙龈炎中最常见的疾病。其病程较长，病损一般局限于游离龈和龈乳头，严重时可波及附着龈。该病下前牙最多见，其次为上颌后牙的颊侧和下颌后牙的舌侧。探诊出血阳性对判断牙龈有无炎症有重要的临床意义，龈沟液量的增多可作为评估牙龈炎症的一个客观指标。

慢性龈炎患者一般无自觉症状，就诊时的主诉多为在刷牙、咬硬物或吸吮时牙龈出血，甚至说话时也会出血，但有的患者偶有牙龈发胀、发痒不适感和口臭。检查后可见慢性龈炎患者口腔卫生不良，龈缘有大量的软垢、牙石及色素堆积；游离龈和龈乳头呈鲜红或暗红色，严重的牙龈充血范围可波及附着龈；龈缘变厚且与牙面分离，龈乳头变圆钝、肥大，点彩消失，表面光亮。较重者可见龈缘糜烂或肉芽增生，细菌聚集在牙龈和牙齿的空隙中，引起出血、发炎、感染和牙龈萎缩，导致提前掉牙。

2. 青春期龈炎

青春期龈炎多见于乳恒牙替换期、牙排列不齐、口呼吸及戴矫治器的青春期儿童。青春期过后，牙龈炎症可有部分消退，但原有的龈缘炎症不会自然消退。患者的主诉症状常为刷牙或咬硬物时出血、口臭等。检查后可见唇侧牙龈肿胀较明显，探诊出血阳性；龈沟可加深形成龈袋，但附着水平无变化，亦无牙槽骨吸收。

3. 妊娠期龈炎

由于妊娠期女性的激素水平升高，原有的牙龈慢性炎症加重。妊娠期龈炎发生率为 30%～100%，一般在妊娠 2～3 个月出现症状，8 个月达高峰，分娩 2 个月后炎症可减轻至妊娠前水平。检查后发现龈缘和龈乳头呈鲜红色或暗红色，松软而光亮，出现显著的炎性肿胀、肥大，有龈带形成，轻触即出血。

4. 药物性牙龈增生

长期服用某些药物而引起牙龈的纤维性增生和体积增大，如长期服用抗癫痫药（苯妥英钠），免疫抑制剂（环孢素），钙通道阻滞剂如硝苯地平（心痛定）、维拉帕米等药物的患者中，有 40%～50% 的患者出现药物性牙龈增生。引起牙龈增生的机制尚不清楚，检查后可见增生的牙龈组织呈淡粉红色，起始于唇颊侧或舌腭侧龈乳头，呈小球状突起于牙龈表面，龈乳头可呈球状、结节状，增生的牙龈表面可呈桑葚状或呈分叶状，牙龈质地坚实，略有弹性，可压迫致牙移位，龈沟加深形成龈袋，使菌斑易于堆积并发炎症，此时的牙龈可呈深红色或紫红色，质地较松软，龈缘易出血。牙龈炎可发生于某一组牙，也可累及全口牙。

2.6.3 治疗

在医生指导下，至正规医疗机构进行龈上洁治术和后续治疗。

①首先应行龈上洁治术，俗称洗牙，彻底清除牙菌斑、软垢和牙石，并且进行抛光。一般不全身使用抗生素，可使用抗生素类漱口剂含漱，如氯己定等。青春期患者和正畸治疗患者要定期复查。

②对于妊娠期龈炎，局部治疗尽量选择在妊娠的 4 ～ 6 个月内进行，减少刺激和出血。

③对于药物性牙龈增生，应停止使用引起牙龈增生的药物。如病情不允许停药，应考虑与其他药物交替使用。经过龈上洁

治术后牙龈增生没有恢复正常的，可行手术治疗，如牙龈切除术或牙龈成形术。

2.6.4 预防

①每年看 1 ～ 2 次牙医，以去除难以清除的牙菌斑和牙石。

②采用正确的刷牙方法及牙线，辅助清除牙菌斑，刷牙时注意避免损伤牙龈；尤其是青春期患者和接受正畸治疗的患者一定要注意口腔卫生。

③妇女妊娠前进行口腔和牙周检查，防止妊娠期龈炎的发生。

④对于需长期服用苯妥英钠、环孢素和钙通道阻滞剂等药物者，应在用药前进行牙周检查，消除可能引起牙龈炎的刺激因素，并学会控制菌斑、保持口腔卫生的方法。

2.7 牙周炎

牙周炎又称破坏性牙周病，是由于牙菌斑中的细菌侵犯牙周组织而引起的慢性炎症，可破坏牙周支持组织（牙龈、牙周膜、牙槽骨和牙骨质），形成牙周袋（牙齿和牙龈之间缝隙加宽形成的小口袋）、进行性的附着丧失和牙槽骨吸收。随着病程进展，牙齿会慢慢松动，牙龈出现退缩，最终可导致牙齿脱落。发病年龄以 35 岁以上较为多见。

2.7.1 病因

本病的局部因素基本与牙龈炎相同，如口腔卫生不良、菌斑、牙石、食物嵌塞、不良修复体等，构成了菌斑附着和细菌滋生的良好环境；有时咬合创伤也参与了对牙周组织的损伤。

长期存在的牙龈慢性炎症引起牙周深层组织破坏而发展为慢性牙周炎。

全身因素，包括遗传因素、内分泌紊乱、免疫功能缺陷、某些系统性疾病等，如牙周炎是糖尿病的并发症之一。

2.7.2 临床表现

早期症状不明显，患者常只表现出继发性牙龈出血或口臭，与牙龈炎症状相似。检查时可见龈缘、龈乳头和附着龈的肿胀、质地松软，呈深红色或暗红色，探诊时易出血。随着炎症的进一步扩散，出现下列症状。

1. 牙周袋形成

由于炎症的扩展，牙周膜被破坏，牙槽骨逐渐吸收，牙龈与牙根分离，使龈沟加深而形成牙周袋。可用探针测牙周袋深度。

2. 牙周溢脓

牙周袋壁有溃疡及炎症性肉芽组织形成，袋内有脓性分泌物存留，故轻按牙龈可见溢脓，这是牙周炎发展到晚期，出现深牙周袋的一个常见伴发症状，并常有口臭。

3. 牙齿松动

由于牙周组织被破坏，特别是牙槽骨吸收加重时，支持牙齿力量不足，出现牙齿松动、移位等现象，此时患者常感咬合无力、钝痛，牙龈出血和口臭加重；同时，患者可有体温升高、全身不适，颌下淋巴结肿大、压痛等症状。

牙周炎进程缓慢，其病程可长达十余年甚至数十年。在较长的间歇期后可能发生病情的活跃和加重，但要到晚期才会导致牙齿松动和丧失。

2.7.3 治疗

牙周炎治疗一般分为牙周基础治疗、手术治疗、修复治疗和支持治疗四个阶段，应由医生在专业机构进行。

1. 牙周基础治疗

检查牙周健康指数，施行龈上洁治术、龈下刮治术、根面平整术，必要时配合药物治疗，消除炎症。指导患者建立良好的口腔卫生习惯，学习自我控制菌斑的方法，掌握正确的刷牙方法。

2. 手术治疗

在前一阶段的基础治疗 4 周后，牙周炎症基本消退，如仍有 5 mm 以上牙周袋、探针出血等症状，应进行牙周手术治疗。

3. 修复治疗

牙周手术 2 ～ 3 个月后，牙周炎症已消除，牙龈外形、龈缘位置稳定，宜进行永久性修复，最好种植牙，同时也可进行牙周病的正畸治疗，以恢复咀嚼功能，尽量平衡咬合。

4. 支持治疗

急性期或者重症时出现牙龈流脓、肿胀，辅助用消炎药或者漱口水进行治疗；同时还要去除全身因素，如戒烟；避免焦虑，定期复查并进行评估。

2.7.4 预防

①认真刷牙，保持口腔卫生，对邻面不易去除的菌斑、软垢，用牙线或间隙刷进行清洁。

②定期进行口腔检查，每 6 个月洁牙 1 次；出现牙龈炎时及时治疗，尽量不要发展成牙周炎。

2.8　口臭

口臭指从口腔或其他充满空气的空腔如鼻、鼻窦、咽等所散发出的臭气。口臭是影响人们进行社会交往和造成心理障碍的原因之一，有 10%～65%的人受到口臭的困扰。

2.8.1　病因

口臭好发于中老年人，引起口臭的原因很多，口腔局部疾患是主要原因。

1. 病理性口臭

（1）口源性口臭　80%～90% 的口臭来源于口腔，由口腔疾病如牙龈炎、牙周病、龋齿等，以及口腔卫生不良引起。口腔内细菌如舌背后区的微生物大量繁殖，发酵龈沟液及食物残渣中的含硫氨基酸、肽和蛋白质，产生挥发性硫化氢、甲硫醇、二甲硫醚、吲哚、胺类和恶臭脂肪酸，从而产生臭味。最常见的口腔产臭菌为莫雷梭菌、牙龈卟啉单胞菌和具核梭杆菌，而唾液链球菌是使口腔异味减少的良性共生益生菌。

（2）非口源性口臭　口腔邻近组织疾病，如化脓性扁桃体炎、慢性上颌窦炎、萎缩性鼻炎等可产生脓性分泌物而发出臭味；临床上常见的内科疾病，如急慢性胃炎、消化性溃疡常出现酸臭味；幽门梗阻、晚期胃癌常出现臭鸭蛋性口臭；糖尿病酮症酸中毒患者可呼出烂苹果味气体；尿毒症患者呼出氨味气体。另外，白血病、维生素缺乏、重金属中毒等疾病也可引起口臭。

2. 生理性口臭

健康人的口臭可能由不良的口腔习惯和口腔卫生造成舌背

的菌斑增多、增厚引起，其中舌苔厚度与口臭关系密切，清除过厚舌苔能够减少挥发性硫化物。

2.8.2 临床表现

口臭表现为明显的口腔异味，不同类型的口臭症状有所差异。口源性口臭通常伴有与细菌发酵相关的酸臭味，常伴有牙周炎、牙龈炎、牙髓炎、化脓性扁桃体炎及唾液腺炎等症状，有化脓时还可出现腐败性口臭。其他原因导致的非口源性口臭的异味则各有差异。因此口臭除了反映口腔局部健康，还可能是其他疾病的提示。

2.8.3 治疗

应在医生指导和操作下，全面了解身体健康状况，进行局部或全身治疗。

（1）洁牙　通过龈上洁治术、龈下刮治术以及根面平整术治疗。如果由龋齿引起，可以通过牙齿充填术、冠修复术，改善病情。

（2）舌面清洁　由于 80%～90%的口臭来源于舌背（中医称舌面），正确使用舌刮匙清洁舌面。

（3）恢复口腔微生态平衡　口腔内产臭厌氧菌比例增加，导致含硫蛋白质代谢产物释放增多，从而引起口臭。选用能有效抑制舌面微生物生长的漱口水，帮助维持口腔正常菌群的生态平衡。

（4）治疗胃肠道疾病　有 40%的胃食管反流病患者存在口臭，50%的消化不良者存在口臭，幽门螺杆菌可以产生硫化氢和甲硫醇，肠道菌群失调也可导致口臭，因此对症治疗胃肠道疾病可以缓解口臭。

2.8.4 预防

①保持口腔清洁，减少口腔内食物残渣积存。

②少食寒凉生冷之物，勿暴饮暴食，保持良好的肠胃功能和消化功能。

③社交之前减少食用大蒜、大葱等刺激性食物。

④及时治疗龋齿、牙龈炎、牙周炎等口腔疾病，治疗鼻窦炎、化脓性支气管炎等其他疾病。

3 中医对口腔疾病的认识

我国中医对口腔疾病有着悠久的研究历史。从殷墟出土的甲骨文中就记载有“疾口”“疾齿”“疾舌”“龋”等多种口腔疾病（图 1–10）。到了春秋战国时期，已经有记载保持口腔卫生的“鸡初鸣，咸盥漱”的生活方式，以及“热不灼唇，寒不冰齿”的预防观念。秦汉时医学分科已有口齿科，而《史记·扁鹊仓公列传》中详细介绍了我国第一例龋齿病例。唐代医学家孙思邈编著的《备急千金要方》和《千金翼方》中将口腔疾病列为七窍病，并收集了治疗口腔疾病的方药一百多首。明代薛己编著了我国现存最早的口腔专著《口齿类要》，书中论述了茧唇、口疮、齿痛、舌症、喉痹诸症、喉痛等 12 类口齿科疾病，并附若干辨证验案。李时珍编著的《本草纲目》中记载有针对 200 余种口腔病症的治疗方法，包括外治法 20 余种。

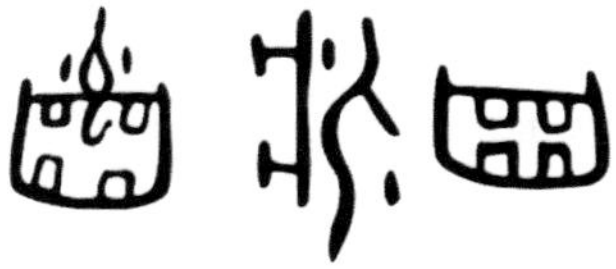

齲　　　疾齿

图 1-10　甲骨文的“齲”和“疾齿”

中医理论认为，心开窍于舌；脾开窍于口，其华在唇；齿为肾之标，骨之本。因而，中医药治疗口腔病症从局部着手，通过辨证分析，将局部的症状和人体脏腑相联系，虽病在口齿，亦讲求从整体上进行辨证论治。

3.1　口疮

中医中的口疮又称口疳、口糜、口疡，一般指口舌生疮或溃烂，包括口腔溃疡。清代郑光祖编撰的《一斑录》附编：小儿口中白烂即口疳。若满口糜烂，色红作痛者，则称为口糜。元代朱震亨编撰的《金匮钩玄》：口糜，戴云谓满口生疮者便是。清代吴谦编撰的《医宗金鉴》：口舌生疮糜烂，名曰口糜。

3.1.1　病因

因舌为心之苗，口为脾之窍，脾脉络于舌，若感受秽毒之邪，循经上炎，则发为口舌白屑之症。外感风热之邪，或饮食不节，蕴积生热；或禀赋不足，气阴两虚。其病机关键为心、脾、胃、肾，素蕴积热或阴虚火旺，火热之邪循经上炎，复感邪毒熏蒸口舌所致，即口疮可分为实火所致和虚火所致。肉色红嫩为气血充盈，肉色紫暗为血瘀；热毒积聚、肉腐成窟者为实火；肉色淡白为气血不足，属虚火；日久不愈者为脾虚血虚。

中医对多发于婴幼儿的鹅口疮有较多论述，认为发病有内因与外因之分。内因为体质差异；外因为口腔不洁，或乳母乳头不净，婴儿吮乳后染毒而发。

3.1.2 治疗

口疮有实火与虚火之分，辨证根据起病、病程、溃烂程度，结合伴随症状区分虚实。实证治以清热解毒，泻心脾积热；虚证治以滋阴降火，引火归原。并应配合口腔局部外治。《普济方》："凡口疮，不可失睡，失睡则甚。"因此患者应该保证良好的睡眠，并在医生指导下进行药物治疗。

1. 风热乘脾型

主症：以口颊、上腭、齿龈、口角溃烂为主，甚则满口糜烂，周围焮红，疼痛拒食，烦躁不安，口臭涎多，小便短赤，大便秘结，或伴发热、舌红、苔薄黄、脉浮数。

治法：疏风散火，清热解毒。

方药：凉膈散加减。常用黄芩、金银花、连翘、栀子清热解毒，大黄通腑泻火，竹叶清心除烦，薄荷升散郁火、外解表热，甘草和中解毒。

2. 心火上炎型

主症：舌上、舌边溃烂，色赤疼痛，饮食困难，心烦不安，口干欲饮，小便短黄，舌尖红，苔薄黄，脉细数。

治法：清心凉血，泻火解毒。

方药：泻心导赤散加减。常用黄连泻心火，生地黄凉心血，竹叶清心除烦，木通导热下行，甘草调和诸药。

3. 心脾积热型

主症：口腔满布白屑，周围焮红较甚，面赤唇红，或伴发热，烦躁，口干或渴，大便干结，小便黄赤，舌红，苔薄白，脉滑。

治法：清心泻脾。

方药：清热泻脾散加减。常用黄连、栀子清心泻热，黄芩、石膏散脾经郁热，生地黄清热凉血，竹叶、灯心草清热降火、导热下行，甘草调和诸药。

4. 虚火上浮型

主症：口腔内白屑散在，周围红晕不著，形体瘦弱，颧红，手足心热，口干不渴，舌红，苔少，脉细。

治法：滋阴降火。

方药：知柏地黄丸加减。常用知母、黄柏滋阴降火，熟地黄、山茱萸滋阴补肾，山药、茯苓健脾养阴，丹皮、泽泻泻肝肾之虚火。

3.2 口破

明代陈实功《外科正宗》：口破者，有虚火实火之分；色淡色红之别。虚火者色淡而白斑细点，甚者陷露龟纹，脉虚不渴……实火者，色红而满口烂斑，甚者腮舌俱肿，脉实口干 。症状与现代的口腔扁平苔藓相似。

3.2.1 病因

中医认为本病与口糜相似，也有认为与口癣等类似。其发病与内伤七情,外感风热燥邪有关。例如,思虑过度,损伤脾胃,脾失健运，水湿内停，蕴而化热，热则生燥，燥胜则干，可导致黏膜粗糙，白色条纹，渗出糜烂；外感风热，入里化火，上蒸于口，亦可加重病情。

3.2.2 治疗

因脾为后天之本，主肌肉，开窍于口；肝主疏泄，怒则伤肝，肝阳上亢，耗伤阴血，更增内燥，故本病常责之于脾、肝两经。中医对本病的治疗有疏肝解郁、清热化湿、健脾和胃、滋肾补肝等法。《外科正宗》：虚火者……四物汤加黄柏、知母、丹皮、肉桂以为引导，从治法也；外以柳花散搽之。实火者……宜凉膈散，外搽赴筵散，吐涎则愈；如口舌生疮、舌干黄硬作渴者，加减八味丸以滋化源。在医生指导下，以内服或针灸进行治疗。

1. 内服治疗

多从脾胃肝胆治疗。本病多见热毒蕴积，可选择使用蒲公英黄芩汤清热解毒；脾胃不足兼有气血亏虚者，可用茯苓党参丸进行调理；阳虚湿阻者，可用黄芩柴胡饮活血化瘀、疏肝理气。

2. 针灸治疗

本病多见于脾、胃、大肠等经络功能异常者，针灸治疗可起到疏通经络、缓解疼痛、促进白纹消除的作用，常配合拔罐疗法。

3.3 口吻疮

一侧或双侧口吻处出现湿白、糜烂、皲裂现象，又称燕口疮、口丫疮，俗称肥疮。隋代巢元方《巢氏诸病源候总论》：此由脾胃有客热，热气熏发于口，两吻生疮，其疮白色，如燕子之吻，故名为燕口疮也。本病多发于儿童口角，症状与现代的口角炎相似。

3.3.1 病因

本病多因饮食失节，脾胃受伤，脾虚失运，水湿内停，循经上犯，浸渍口角；或因嗜食炙煿，膏粱厚味，膀胱湿热，泛及脾胃，湿热积聚，循经上熏于口，故两吻生疮；或因脾虚日久，或脾胃湿热，久伤阴津，脾经阴虚生热，虚热上炎，口角失润而致。

3.3.2 治疗

在医生指导下，采用内治、外治或针灸进行治疗。

1. 内治法

（1）脾胃蕴热型　除口角糜烂、皲裂、出血外，还有口渴、口臭、大便秘结、小便短赤等；采用清热泻脾散加减。主要药物有栀子、生石膏、黄连等。

（2）脾经虚热型　除口角糜烂、皲裂、出血外，还有五心烦热，面黄口干，四肢乏力，倦怠嗜睡，食欲不振，大便溏泻等；可采用滋阴健脾丸治疗。主要药物有人参、麦冬、五味子、茯苓等。

2. 外治法

鲜马齿苋汁涂于患处，青白散香油调敷等。

3. 针灸治疗（体针）

①地仓透颊车，补法，留针 20 min。

②取地仓、合谷，补法，留针 20 min。

3.4 齿衄

衄，亦做衂 (nǜ)，故齿衄又称齿衂、牙衄、牙宣。清代吴谦编撰的《医宗金鉴》：齿牙出血曰齿衄，又名牙宣。清代张璐编撰的《张氏医通》：血从齿缝中或齿龈中出者，曰齿衂，又谓牙宣；有风壅，有肾虚，有胃火。风壅者，或齿龈微肿，或牵引作痛 。因此，齿衄与现代的牙龈出血属于同一范畴。

3.4.1 病因

中医认为齿为肾所主，牙龈为脾胃所主。肾虚精亏血少，齿失濡养，引起骨质痿软，兼以阴虚火旺，虚火上炎于龈肉，久则牙齿动摇、根露；或由于素体虚弱，或久病耗伤正气，气血不足，牙龈失于滋养而病邪乘虚而入，以致龈肉萎缩，血不循经，齿龈出血，故成此病。根据发病诱因不同，将其分为气血亏虚型、胃火炽盛型、肾阴亏虚型。

3.4.2 治疗

李时珍《本草纲目》：齿衄有阳明风热，湿热，肾虚之分，因此应在医生指导下进行辩证诊治。

1. 内治法

胃火炽盛型可服用具清热利湿、泻火解毒作用的中药缓解病情，如清胃散加味；肾阴亏虚型可服用具滋补神经、补肾益气作用的中药，如六味地黄丸加味；气血亏虚型可服用具补益气血作用的中药，如八珍汤加减。

2. 外治法

选用冰硼散、小蓟散或云南白药吹于患处，每日 3 ～ 4 次以清热消肿止衄；选用炒蒲黄、地榆炭、血余炭、白及粉等，研极细末，每日 3 ～ 4 次外搽患处；以防风、厚朴、香附等制成含漱液，每日含漱 3 ～ 4 次。

3.5 牙疳

中医牙疳 (gān) 一般指牙龈红肿、溃烂疼痛、流腐臭脓血，又称牙痈 (yōng)。明代万全《痘疹世医心法》：唯有牙疳之病，原呼走马之名，初息臭而腐肉，渐血出而穿龈，内服地黄兮制其火怪（地黄丸），外擦蚊蛤兮杀其其精（蚊蛤散）。因此古医书中多称牙疳为走马疳或走马牙疳。清代许克昌《外科证治全书》：红肿曰痈。本病相当于现代的牙周炎。

3.5.1 病因

牙疳一症，因热毒攻胃上发，龈肉赤烂肿痛，口臭出血，牙齿脱落，穿腮蚀唇，病势危急。因而中医理论认为，牙疳是肾精亏虚的一种表现，多由胃火上蒸、气血不足或精气亏虚引起。

3.5.2 治疗

中医治疗以补益肾精为主，常用的中药有党参、黄芪、山药、枸杞子等，增强机体的免疫力，改善口腔环境，从而减轻牙周炎的症状。还可以配合使用中药方剂刷牙，如《兰室秘藏》和《济生方》等都记载有牢牙散，主要成分是羌活、草龙胆、升麻。另外，采用叩齿法，即在咬合的时候要尽量铿然有声，有利于牙周组织的增强。

3.6 口臭

口臭指口内出气臭秽，是某些口腔疾病（如口糜、口疮、龋齿）、鼻咽疾病和其他疾病（肺痈、胃火、食滞）所致的一种症状。

3.6.1 病因

隋代巢元方《巢氏诸病源候总论》: 口臭,由五脏六腑不调,气上胸膈，然腑脏气臊腐不同，蕴积胸膈之间，而生于热，冲发于口，故令臭也。《养生方》云，空腹不用见臭，尸气入脾，舌上白黄起，口常臭也。牙痟也易引起口臭。

1. 胃热壅盛型

素食辛辣之物，或邪热犯脾，或内伤气机、积滞化热，导致脾胃积热，脾胃运化失常，腐热之气上出于口，而致口臭，舌红苔黄厚。

2. 食滞胃脘型

暴饮暴食,饮食不节,食积不化,拥堵肠胃,导致气机阻塞,且食积日久化腐，腐臭之气上蒸，而形成口臭。

3. 湿热内蕴型

久居湿地，致湿邪侵犯人体，或饮酒日久，湿邪困脾，日久化热，脾失健运，使得胃失和降，清气不升，浊气上逆而致口臭。

4. 心脾积热型

因思虑日久而使脾气凝滞，郁久化火，上扰于心，心脾积热，移热于胃，而致脾胃运化功能失调，浊气不降，上出于口，形成口臭。

5. 肾阴虚热型

饮食不节，嗜食辛辣，肾阴亏虚，阴虚火旺，虚火久熏，化肉为腐，腐臭之气从口而出，则成口臭。

6. 肝气犯胃型

情志不畅、肝气不舒克伐脾胃，影响脾胃升降，导致浊气上逆，发为口臭。

3.6.2 治疗

由于口臭的病机不同，因此需要辨证论治。

1. 胃热壅盛型

症状表现为口气秽恶热臭，流涎亦臭，口干，齿痛，喜食冷饮，脘腹满闷不适，可有胃脘灼热疼痛，便秘，舌红苔腻。治法为清泻脾胃积热，润肠通便。可选择药物有唇齿清胃丸、清胃黄连丸、清胃饮、麻子仁丸等。

2. 食滞胃脘型

症状表现为口出酸腐之气，脘腹胀闷不适，不思饮食，嗳气频作，大便臭如败卵，舌苔厚腻。治法为消食、化积、导滞。可选择药物有保和丸(颗粒)、槟榔四消丸、健胃消食片、四磨汤口服液、加味保和丸等。

3. 湿热内蕴型

症状表现为口气臭秽，伴有嗳气，且嗳气后口臭明显。可有头身困重、头晕乏倦、脘腹痞闷、不思饮食、大便黏腻不爽、小便短赤，舌红苔黄厚腻。治法为健脾益气，清热利湿，清利降浊。可选择药物有藿香清胃胶囊、黄芩滑石汤加减、甘露消毒丹加减等。

4. 心脾积热型

症状表现为口气热臭，面赤唇红，口舌生疮，或伴有发热、烦躁、失眠，啼哭，口干或苦，脘腹痞满胀痛，大便干结，小便黄赤，舌质红。治法为清心泻脾。可选择药物有连芩珍珠滴丸、清热化毒丸、牛黄上清丸、牛黄清胃丸等。

5. 肾阴虚热型

症状表现为口臭，伴有牙齿松动，腰膝酸软、心烦失眠、口燥咽干、盗汗、眩晕耳鸣等，舌红少苔。治法为滋阴降火，益胃生津。药物选择有知柏地黄丸、六味地黄丸、益胃汤加减等。

6. 肝气犯胃型

症状表现为口臭或伴有嗳气吞酸，胃脘胀满或疼痛，两胁胀满，情志急躁易怒、饮食减少、纳呆；或有烧心、吞酸、便秘，心情郁闷，舌质淡红、苔薄白，脉弦。治法为重镇降逆化浊，疏肝理气，下气消食。药物选择有龙胆泻肝丸、逍遥丸、泻青丸、旋覆代赭汤加减等。

第二章

植物苷的口腔保健功效研究

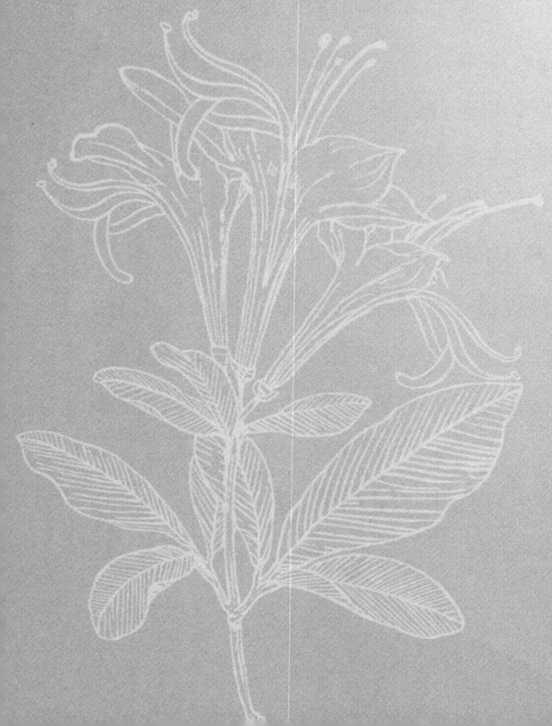

第一节　植物苷简介

苷，广泛存在于植物体中，学术领域一般称为糖苷（glycosides），旧称“甙”，是糖或糖的衍生物与非糖物质结合而成的一类化合物。其化学结构中的非糖部分称为苷元，又称配糖基，糖与苷元连接的化学键称为苷键，形成苷键的原子称苷键原子（图 2-1）。

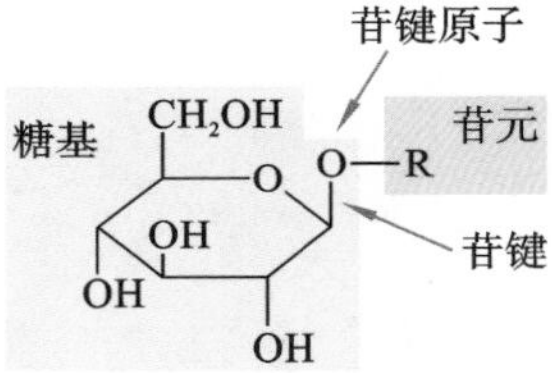

图 2-1　糖苷的化学结构示意图

植物苷由糖基和苷元组成，由于苷元的结构复杂多变，连接糖基的种类和多寡不同，使各类苷的性质差异显著。植物苷多数为固体，含糖基少的可形成结晶，含糖基多的则往往是具有吸湿性的无定形粉末状（如皂苷等）。多数植物苷没有颜色，少数如黄酮苷、蒽醌苷可呈现黄至红色。苷类物质一般是无味或者有苦味的，少数如新橙皮苷和甜叶菊苷具有甜味。

植物苷(苷类)有多种不同的分类方法。

①根据连接单糖基的数目，植物苷分为单糖苷、双糖苷、三糖苷等（图 2-2）。三七皂苷 R_1 是双糖苷，黄芩苷是单糖苷。

②根据苷元的结构，植物苷分为香豆素苷、蒽醌苷、黄酮苷等。

③按苷的特殊性质及生理作用，植物苷可分为皂苷、强心苷等。

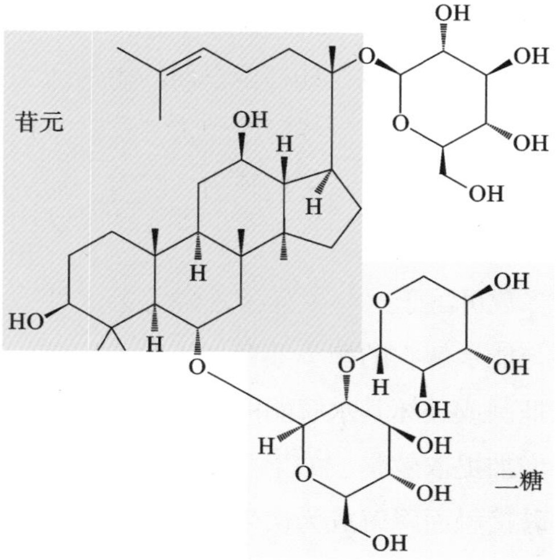

三七皂苷R_1

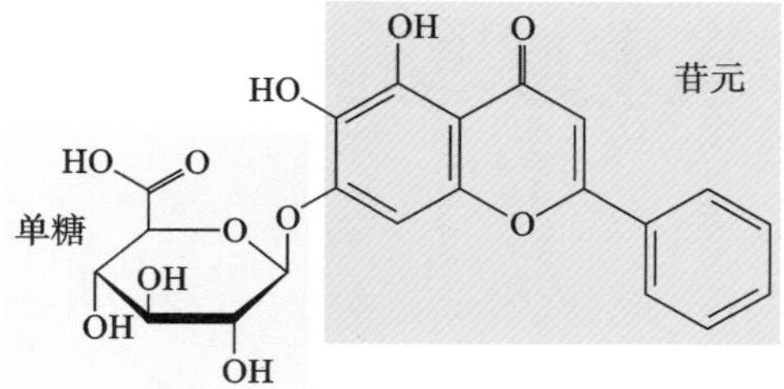

黄芩苷

图 2-2 三七皂苷 R_1 和黄芩苷的化学结构示意图

④将原存在于植物体内的苷称为原生苷，而经水解后失去部分糖的苷称为次生苷。

⑤根据苷键原子的不同，植物苷可分为 O-苷、S-苷、N-苷和 C- 苷，其中最常见的是 O-苷。

植物苷是从天然植物中提取的糖苷类成分，是植物自身合成具有生物活性的一类化合物。植物苷主要存在于植物的果实、种子、叶子及根皮等部位。不同结构类型的植物苷在植物中的分布情况不一样，如黄酮苷在近 200 个科的植物中都有分布。中药材中含有的植物苷具有多方面的生物活性，临床上显示了多方面疗效，例如，黄芩所含的黄芩苷具有抗菌、抗炎作用，银杏中含有的黄酮苷对于抗肿瘤、改善心血管疾病与脑终末动脉血流等有作用。

植物苷多数可溶于水、甲醇、乙醇等亲水性溶剂。在植物中苷类往往与能水解它的酶类共存，因此常用甲醇、乙醇或沸水提取，以抑制或破坏其水解酶的活性，也可在中药材中加入碳酸钙研磨增加提取效率。如果要提取原生苷，还应该尽量避免其与酸、碱接触而降解成为次生苷。

第二节 黄芩

1 概述

黄芩，唇形科黄芩属多年生草本植物（*Scutellaria baicalensis* Georgi），别名腐肠、黄文、空肠、元芩、土金茶根、山茶根等，主要生长在海拔 60 ～ 2000 m 的阳坡沙质土壤中，中药材取其干燥根，于春、秋季采挖。

黄芩药材（图 2-3）呈圆锥形，扭曲，长 8 ～ 25 cm，直径 1 ～ 3 cm，表面呈棕黄色或深黄色，有稀疏的疣状细根痕，上部较粗糙，有扭曲的纵皱纹或不规则的网纹，下部有顺纹和细皱纹，气微，味苦。黄芩质硬而脆，易折断，断面呈黄色，中心呈红棕色；老根中心呈枯朽状或中空，暗棕色或棕黑色，习

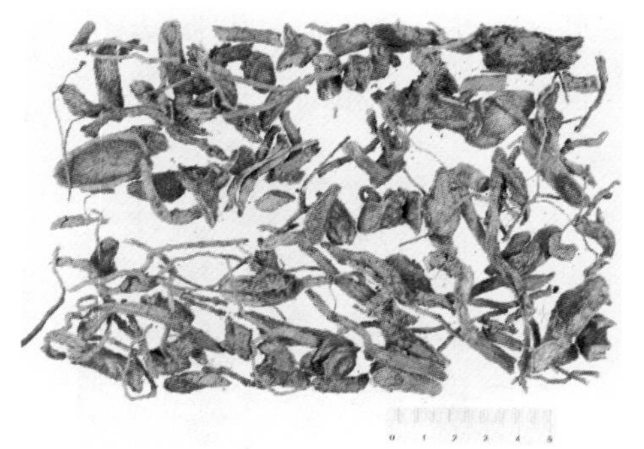

图 2-3　黄芩药材

称枯黄芩或枯芩；因中空而不坚硬，呈劈破状者，习称黄芩瓣，黄芩药物以条粗长、质坚实、色黄、除净外皮者为佳，条短、质松、色深黄、成瓣状者质次。人工栽培品种较细长，多有分枝；表面呈浅黄棕色，外皮紧贴，纵皱纹较细腻；断面呈黄色或浅黄色，略呈角质样。黄芩药材遇潮湿或冷水则变为黄绿色。

黄芩植株（图 2-4）为多年生草本，主根长大，略呈圆锥状，外皮褐色。茎方形，高 25 ～ 60 cm，基部多分枝，光滑或被短毛。叶呈对生，卵状披针形、披针形或线状披针形，长 1.5 ～ 4.5 cm，宽 3 ～ 12 mm，先端钝或急尖，基部圆形，全缘，具睫毛状毛，上面光滑或被短毛，下面有腺点，光滑或仅在中肋有短毛；无柄或有短柄。花期 7—8 月，果期 8—9 月。《吴普本草》(魏晋，吴普）中记载：二月生，赤黄叶，两两四四相值，茎中空，或方圆，高三四尺，四月花紫红赤，五月实黑，根黄。《本草图经》(宋代，苏颂）记载：今川蜀、河东、陕西近郡皆有之。苗长尺余，茎秆粗如箸，叶从地四面作丛生，类紫草，高一尺许，亦有独茎者，叶细长，青色，两两相对，六月开紫花，根黄，如知母粗细，长四五寸。

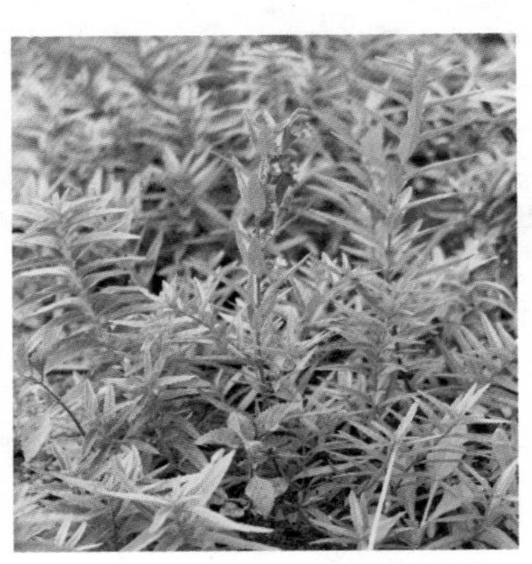

图 2-4　黄芩植株

黄芩原产于中国、俄罗斯东部、蒙古、朝鲜、日本等地，在我国多分布于黑龙江、吉林、辽宁、河北、河南、山东、四川、云南、山西、陕西、甘肃、内蒙古等地。早在西周时期，《诗经·鹿鸣》中"呦呦鹿鸣，食野之芩"中的"芩"可能就是指黄芩。黄芩在我国具有悠久的药用历史，汉代的《神农本草经》首次记载了黄芩的用药情况。

2　中医对黄芩的认识

2.1　性味与归经

《中华人民共和国药典》（2020 年版）记载黄芩 :（味）苦，（性）寒，归肺、胆、脾、大肠、小肠经。《神农本草经》记载黄芩：味苦，性平。《名医别录》(汉末)记载黄芩：大寒，无毒。《药性论》(唐代，甄权)记载黄芩：味苦、甘。《本草纲目》(明代，李时珍)记载黄芩：入手少阴、阳明、手足太阴、少阳六经。《雷公炮制药性解》(明代，钱允治)记载黄芩：入肺、大肠、膀胱、胆四经。综上，黄芩味苦，性寒，是典型的清热药。

2.2 功效与主治

《中华人民共和国药典》(2020 年版)记载黄芩：主治清热燥湿，泻火解毒，止血，安胎。用于湿温、暑湿，胸闷呕恶，湿热痞满，泻痢，黄疸，肺热咳嗽，高热烦渴，血热吐衄，痈肿疮毒，胎动不安。《神农本草经》记载黄芩：主诸热黄疸，肠澼，泄痢，逐水，下血闭，(治)恶疮，疽蚀，火疡。《名医别录》记载黄芩：疗痰热，胃中热，小腹绞痛，消谷，利小肠，女子血闭，崩漏下血，小儿腹痛。《药性论》记载黄芩：能治热毒，骨蒸，寒热往来，肠胃不利，破壅气，治五淋，令人宣畅，去关节烦闷，解热渴。《本草纲目》记载黄芩：治风热，湿热，头疼，奔豚热痛，火咳肺痿，喉腥，诸失血。东汉时期张仲景的《伤寒杂病论》中记载了多个含有黄芩的复方汤剂，如黄芩汤、小柴胡汤、甘草泻心汤等用于治疗腹泻、伤寒、头疼、心下痞等。

3 黄芩的现代研究

现代医学证明，黄芩具有抗炎、抗氧化、抗菌、抗病毒、保护肾、抗结肠癌、调节人体免疫等作用，用于治疗多种疾病，包括腹泻、肝炎、动脉粥样硬化、痢疾、糖尿病、出血、感冒、呼吸道感染等。

3.1 化学成分

黄芩中已经分离出 132 种化合物，大多来自根部。这些化合物主要包括黄酮类化合物、苯乙醇苷、固醇类、萜类、酰胺以及酚类化合物，其中黄酮及其苷类化合物占绝大部分，黄酮及其苷类化合物中黄芩素、汉黄芩素和黄芩苷、汉黄芩苷的含量最高。《中华人民共和国药典》(2020 年版)规定，黄芩苷是黄芩药材质控的指标性成分，按干燥品计算，药材中黄芩苷不得少于 9.0%。

大量临床和药理研究表明，黄酮及其苷类化合物是黄芩的主要生物活性物质，在调控免疫系统、抗氧化、抗凋亡、清除体内自由基、延缓衰老等方面均有效果。黄芩中含有多种黄酮类化合物，如黄芩苷、汉黄芩苷、黄芩素、汉黄芩素和木蝴蝶素 A 等。黄芩苷具有抗菌、抗炎、抗病毒、抗纤维化、抗肿瘤及神经保护等药理作用，对多种疾病都具有很好的疗效。黄芩素可活化小鼠 T 细胞，增强其免疫功能。黄芩中所含的黄酮类化合物对多种细菌、病毒均有良好的灭活作用，包括大肠杆菌、金黄色葡萄球菌等细菌在内的 10 余种细菌及柯萨奇病毒。

黄芩中另外一类有效物质是黄芩多糖，主要成分包括甘露糖、核糖、葡萄糖醛酸、葡萄糖、木糖、阿拉伯糖、鼠李糖、木糖、岩藻糖等。黄芩多糖具有免疫调节、抗炎、调节肠道菌群、降血糖、降血脂、抗肿瘤等药理活性。黄芩治疗慢性炎症和溃疡性疾病与黄芩多糖的多种活性相关，例如，黄芩多糖可以通过抑制 NF-κB 通路和 NLRP3 炎症小体活性，改善小鼠溃疡性结肠炎，并能增加溃疡性结肠炎小鼠肠道菌群的多样性和丰富度，从而有利于其恢复肠道健康。另外，黄芩多糖可增强小鼠血清乳酸脱氢酶的活性，提高肌糖原及肝糖原水平，抗疲劳效果显著。

黄芩中还含有挥发油，其中占比较大的为棕榈酸、棕榈酸甲酯、亚油酸甲酯、薄荷酮等。通过比较黄芩不同部位挥发油的含量，发现其在花、茎、叶和种子中都分布有挥发油，具有较好的开发前景。

黄芩中丰富的二萜和生物碱，具有良好的抗肿瘤活性。通过网络药理学研究发现，黄芩中的金合欢素和汉黄芩素有可能对 COVID-19 有治疗作用，而 β-谷固醇可能具有潜在的抗抑郁作用。黄芩化学成分构成的复杂性，为其丰富的药理作用奠定了良好基础。

3.2 口腔护理应用

目前，关于黄芩用于口腔护理的研究主要包括抗龋齿、抗牙周病、抗牙齿敏感、抗口臭和抗口腔溃疡 5 个方向。有关含黄芩的牙膏、漱口水、复方制剂等运用于口腔溃疡治疗及预防的研究越来越多。

黄芩具有清热燥湿、泻火解毒、止血等功效，在口腔护理品的应用历史由来已久。早在 1984 年，由原杭州牙膏厂研制生产的黄芩牙膏是国内首创的以中药黄芩为活性成分的中药牙膏。

黄芩提取物对具核梭杆菌、伴放线杆菌和黏性放线菌有明显的体外抑菌效果，且能有效促进人牙周韧带细胞的代谢和蛋白质合成，提高口腔免疫系统的防御效果，更好地平衡口腔环境，用于治疗牙周病，减少口腔溃疡的复发。黄芩提取物可有效抑制致龋细菌，如变形链球菌、远缘链球菌、黏性放线菌、血链球菌、乳酸杆菌和内氏放线菌等的生长。

用黄芩与金银花、蒲公英、芦根等中草药制成的含漱液，用该含漱液冲洗口腔，可有助于减少重症患者在住院期间发生口腔念珠菌感染。《中华人民共和国药典》（2020 年版）中记载的银黄口服液，由金银花提取物和黄芩提取物制成，具有清热疏风、利咽解毒的功效。黄芩与甘草制成的含漱液，外用治疗尿毒症性口腔溃疡，治愈率高，起效快。黄芩、连翘、甘草及薏苡仁煎制的含漱液，对各类口腔并发症的预防有显著效果，且能明显改善口腔异味状况。

4　黄芩苷的药理作用

黄芩苷是黄芩中含量最多的一种黄酮类化合物，作为黄芩的核心活性成分，对黄芩苷用于治疗口腔溃疡进行了实验研究。

黄芩苷（Baicalin），又称贝加灵或者黄芩素 7-O-β-D-葡萄糖苷酸，分子式 $C_{21}H_{18}O_{11}$，分子量 446.36，化学结构如图 2-2

所示。黄芩苷为淡黄色粉末，味苦；易溶于甲醇、乙醇；还可溶于碳酸氢钠、碳酸钠、氢氧化钠等碱性溶液，但稳定性差；难溶于水、甲酸、乙酸、丙酮、乙醚、苯、氯仿等。

4.1 黄芩苷对口腔溃疡愈合的促进作用

使用昆明小鼠作为实验动物，利用化学物刺激昆明小鼠的口腔黏膜，造成伤害后接种白色念珠菌，使昆明小鼠的舌部出现溃疡。然后将 50 μL 含有一定浓度黄芩苷的软凝胶涂抹在溃疡处进行治疗，每日给药 1 次，连续给药 7 日，观察昆明小鼠口腔溃疡的愈合情况。采用市售的西瓜霜作为阳性对照，每次给药量与给药浓度均与黄芩苷相同。阴性对照不做任何处理（图 2-5）。

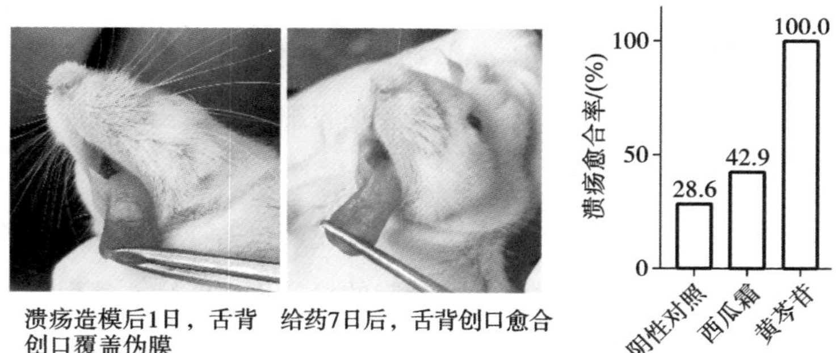

图 2-5 黄芩苷治疗昆明小鼠口腔溃疡的效果

观察发现，口腔溃疡初期，昆明小鼠的舌背溃烂红肿，覆盖白色发黄的伪膜，这说明造模成功。给药结束后，黄芩苷组口腔溃疡愈合率 100%，西瓜霜组口腔溃疡愈合率 42.9%，阴性对照组口腔溃疡愈合率 28.6%，黄芩苷的效果显著优于西瓜霜。

4.2 黄芩苷对口腔黏膜成纤维细胞生长的影响

从健康的昆明小鼠的口腔黏膜组织中，获取口腔黏膜成纤维细胞和上皮细胞，在实验室的 CO_2 培养箱中进行人工培养，培养条件为 5% CO_2、37 ℃，F12/DMEM 培养基 (含 10%胎牛血清)。脂多糖 (LPS) 作为细菌细胞壁的成分，能够引起细胞的炎症状态，促使细胞合成分泌炎症因子和趋化因子，如果在身体中则会引起炎症反应。为了测试黄芩苷对炎症状态细胞的作用，预先使用细菌来源的脂多糖刺激细胞，诱发细胞处于炎症状态，然后进行实验。实验分组中，诱发了细胞处于炎症状态，给予了药物如黄芩苷或者西瓜霜作用的细胞，作为样品组，没有给予药物的，作为阴性对照组；而没有被诱发炎症状态，也没有给予任何药物的细胞，作为空白对照组。以阴性和空白对照组作为参照，检验黄芩苷对口腔黏膜细胞的生长和功能有没有恢复作用。

利用 CCK8 法检测细胞活力，首先通过 CCK8 法确定黄芩苷和西瓜霜对口腔黏膜成纤维细胞的最适作用浓度，然后将最适作用浓度的黄芩苷和西瓜霜分别加入细胞培养基中，连续培养口腔黏膜成纤维细胞 3 日。从图 2-6 中可以看出，黄芩苷和西瓜霜都对口腔黏膜成纤维细胞有显著的促进生长作用。创伤部位的成纤维细胞增殖，进而分泌胞外基质覆盖伤口，可以有效地促进伤口愈合。因此，黄芩苷可以通过促进成纤维细胞的生长来促进口腔溃疡的愈合。

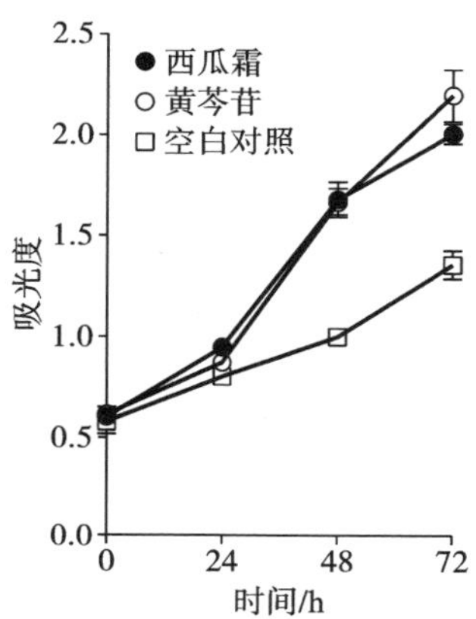

图 2-6　黄芩苷对昆明小鼠口腔黏膜成纤维细胞生长的影响

4.3　黄芩苷对口腔黏膜细胞迁移的影响

除了细胞增殖，细胞迁移到伤口进行覆盖也很重要。在划痕法测定昆明小鼠口腔黏膜成纤维细胞迁移能力实验中，为避免细胞增殖带来的误差，使用羟基脲预处理细胞，并且后续使用只含 1% FBS 的培养基，以减少细胞增殖带来的误差。在细胞迁移实验中，发现口腔黏膜成纤维细胞对 LPS 处理的响应并不明显，但黄芩苷在 12 h 和 24 h 均明显降低了口腔黏膜成纤维细胞的迁移。口腔黏膜上皮细胞对于脂多糖的响应明显，脂多糖的处理显著抑制了上皮细胞的迁移能力（图 2–7）。实验显示，黄芩苷在 24 h 时，可以显著地恢复这种抑制。因此，在口腔黏膜愈合中，黄芩苷可能不是借助口腔黏膜成纤维细胞的迁移，而是通过促进口腔黏膜上皮细胞的迁移来发挥作用(图 2–7，图中的 * 号，表示与阴性对照相比较的显著性差异，** 号表示极显著差异)。

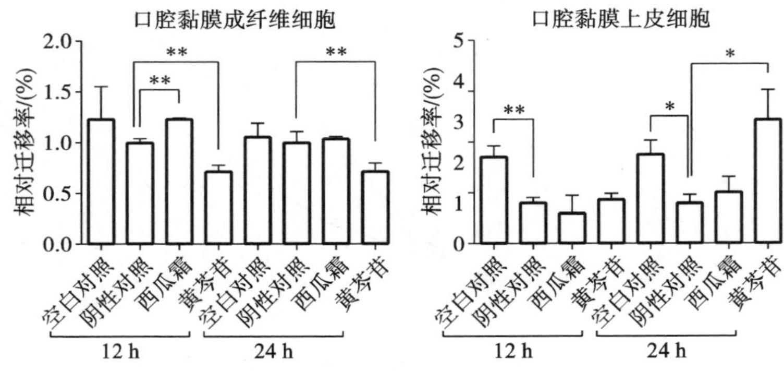

图 2-7　黄芩苷对昆明小鼠口腔黏膜细胞迁移的影响

4.4　黄芩苷对口腔黏膜细胞胶原合成的影响

胶原合成对口腔溃疡的修复至关重要。胶原蛋白分为很多类型，已经鉴定出 30 种，在皮肤和黏膜中以Ⅰ型和Ⅲ型胶原蛋白为主。成纤维细胞是人类皮肤和黏膜中胶原的主要产生细胞，因此研究黄芩苷对口腔黏膜成纤维细胞胶原合成的作用。研究发现，除了细胞外分泌的胶原显著增加，细胞内的 α1-I 型胶原基因 (COL1A1) 和 α1-Ⅲ型胶原基因 (COL3A1) 的 mRNA 含量上调，与 Smad2 和 Smad3 的基因转录上调同步出现，与此同时，细胞中 Smad2 和 Smad3 蛋白质的表达也同步提高，说明黄芩苷通过 Smad2、Smad3 激活了Ⅰ/Ⅲ型胶原的合成。Smad7 可以拮抗 Smad2、Smad3 对下游活性蛋白质的转录，研究发现，黄芩苷降低了 Smad7 的 mRNA 含量，也对应于 Smad2、Smad3 的激活 (例如，磷酸化的 Smad2（p-Smad2）的增加)（图 2-8）。

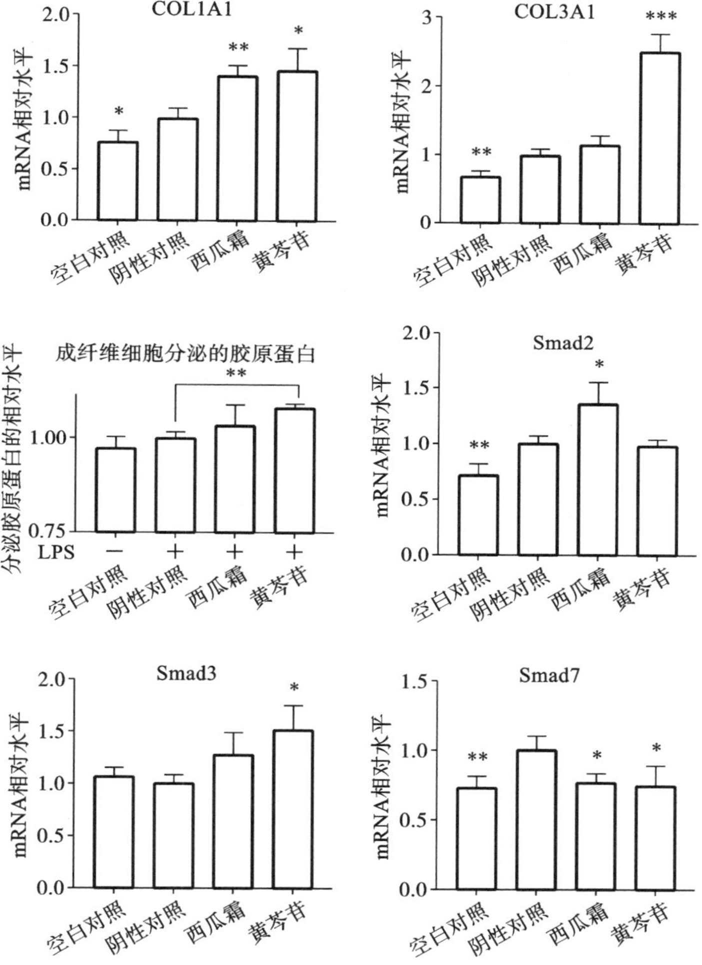

图 2-8　黄芩苷对昆明小鼠口腔黏膜细胞胶原合成和相关基因的转录与表达的影响

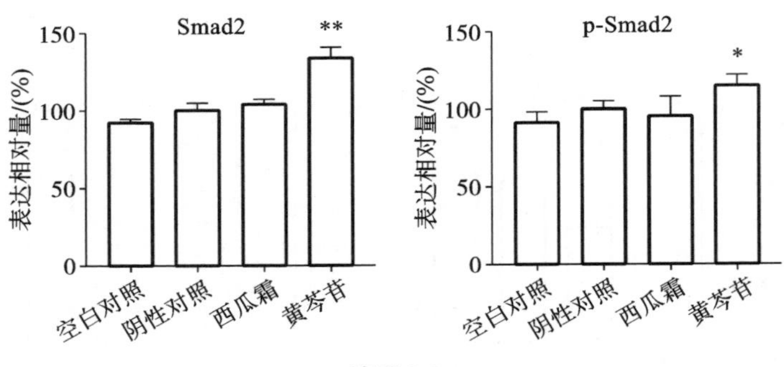

续图 2-8

细胞中的 Smad2、Smad3 均是转化生长因子 TGF-β 的受体 (TGF-βR) 激活的转录因子，是细胞内重要的 TGF-β 信号通路信号转导器，包括促进成纤维细胞合成胶原的信号。使用 TGF-β 的受体 (TGF-βR Ⅰ/Ⅱ) 抑制剂 LY2109761 处理细胞后，胶原分泌 (以羟脯氨酸含量表征) 显著减少，说明细胞的 TGF-β 信号通路影响了胶原合成，而黄芩苷可以显著抵消这种减少。TGF-β 信号通路中，Smad2、Smad3 对下游活性蛋白的转录需要 ERK 蛋白的参与，实验发现，黄芩苷同样也增加了细胞内 ERK 蛋白的含量（图 2-9）。

TGF-β 信号通路的下游作用分子中，JNK 蛋白影响成纤维细胞合成胶原。研究发现，黄芩苷不但增加了细胞中 JNK 蛋白的含量，也促进了 JNK 蛋白的激活，即磷酸化的 JNK 蛋白（p-JNK）的增加。使用 JNK 蛋白的抑制剂 SP600125 处理细胞后，胶原分泌显著减少，但是加入黄芩苷后这种减少被明显地抵消了。因此，黄芩苷通过激活 JNK 蛋白促进成纤维细胞合成胶原（图 2-10）。

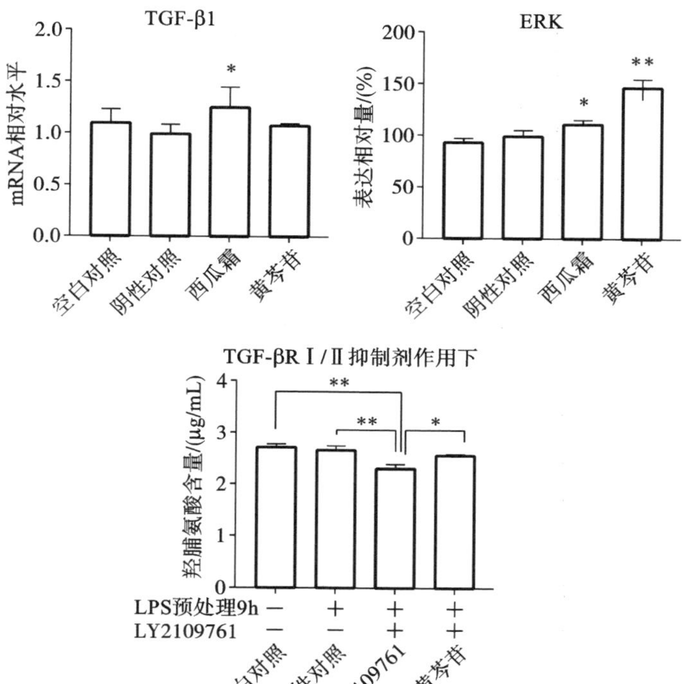

图 2-9　黄芩苷对昆明小鼠口腔黏膜细胞 TGF-β 的影响

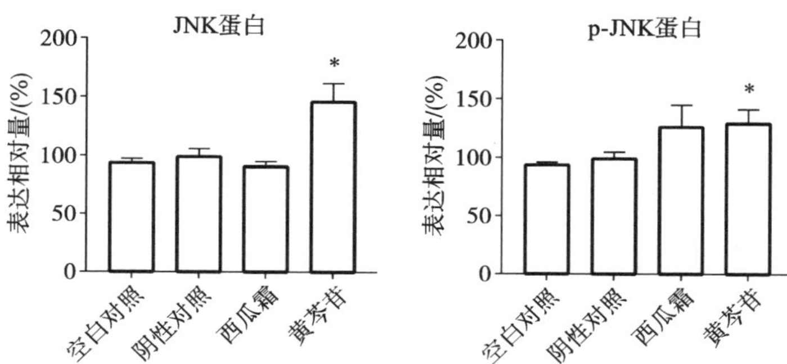

图 2-10　黄芩苷对昆明小鼠口腔黏膜细胞 JNK 蛋白的影响

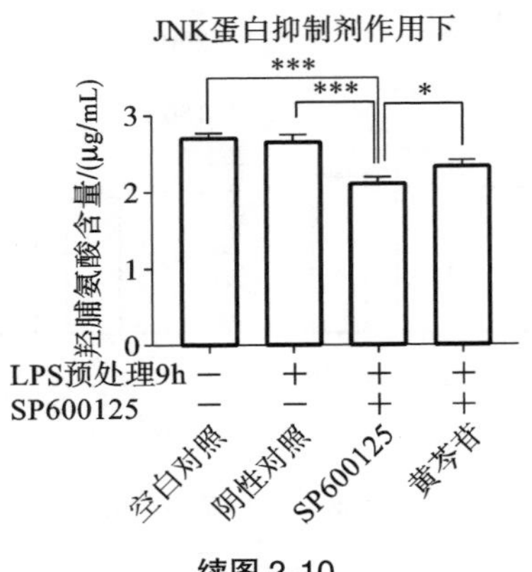

续图 2-10

有其他研究认为，TGF-β 信号通路和 STAT3 通路之间存在相互激活的作用，而 TGF-β 对 STAT3 的激活更依赖于 Smad3。作为信号转导及转录激活蛋白，STAT3 的激活可以促进成纤维细胞合成胶原。研究发现，在 STAT3 抑制剂 WP1066 作用下，成纤维细胞的胶原分泌显著减少，但是加入黄芩苷后这种减少被明显抵消了；而且黄芩苷也提高了 p-STAT3 的含量，因而可以认为黄芩苷通过激活 STAT3 来促进成纤维细胞的胶原合成与分泌（图 2-11）。

溃疡部位的愈合，有赖于成纤维细胞、上皮细胞等迁移覆盖和增殖，同时也需要成纤维细胞分泌的胶原来覆盖创面。然而，胶原的适当降解，有利于细胞向伤口部位的迁移以帮助修复，因而胶原的合成与降解需要达到一个动态的平衡。与胶原降解相关的金属基质蛋白酶 (MMP) 中，黄芩苷显著地降低了成纤维细胞中 MMP-9 和 MMP-13 的基因转录，并且提高了两种金属基质蛋白酶的抑制物 TIMP-1 和 TIMP-2 的基因转录，说明黄芩苷可以减少胶原的降解（图 2-12）。

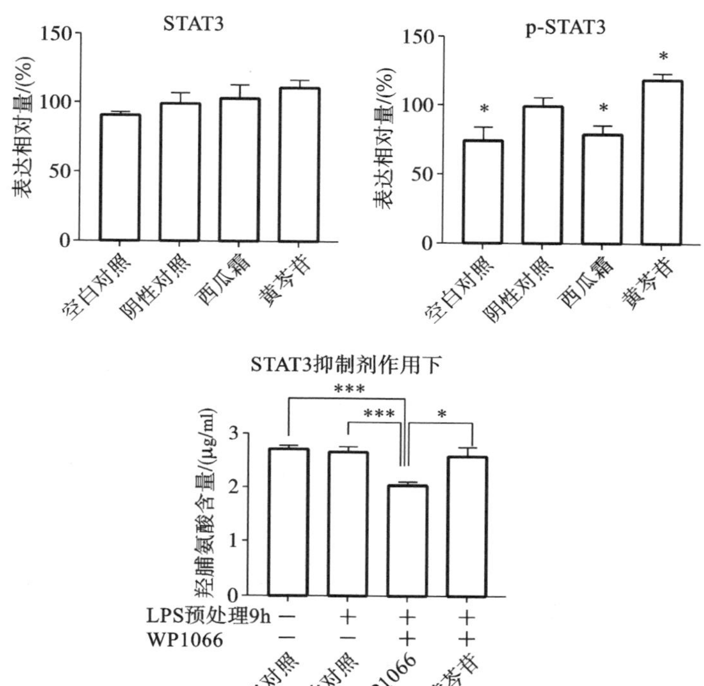

图 2-11　黄芩苷对昆明小鼠口腔黏膜细胞 STAT3 的影响

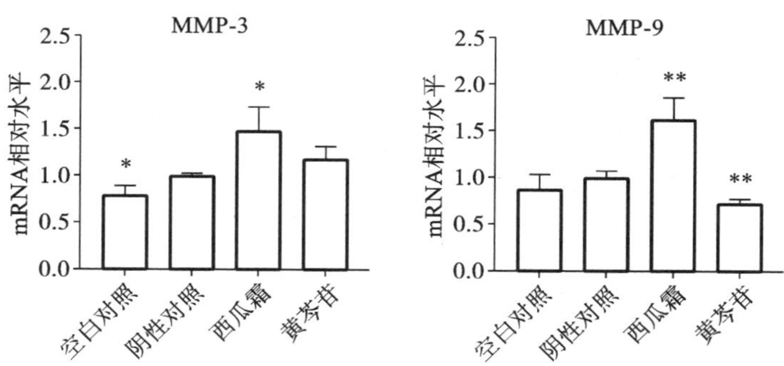

图 2-12　黄芩苷对昆明小鼠口腔黏膜细胞胶原降解相关蛋白转录的影响

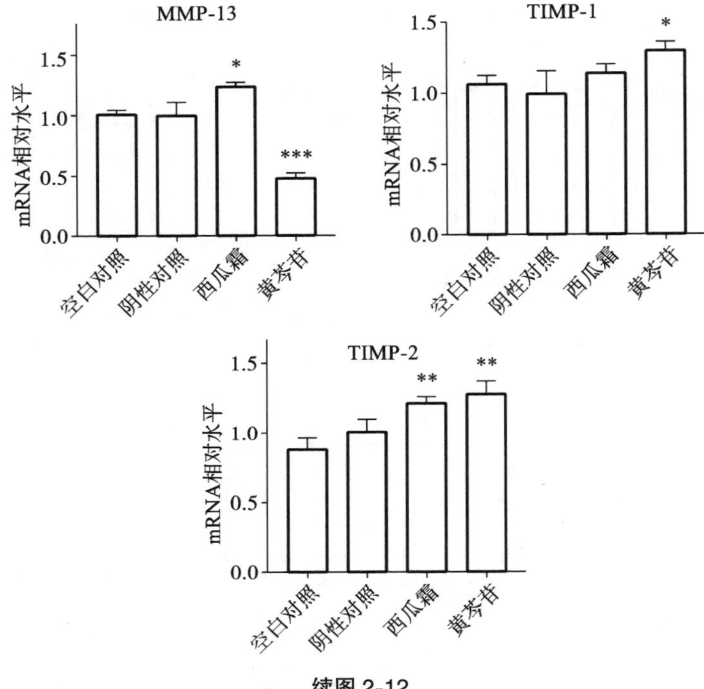

续图 2-12

4.5 黄芩苷对口腔黏膜细胞炎症反应的抑制作用

炎症反应是造成口腔溃疡迁延不愈的一个重要原因。研究黄芩苷对口腔黏膜成纤维细胞炎症反应的抑制作用发现，与空白对照相比，口腔黏膜成纤维细胞表面的受体 TLR2 显著提高，而 TLR4 没有显著变化。继而用黄芩苷和脂多糖一起处理细胞，则发现 TLR2 显著降低，而 TLR4 显著提高，说明黄芩苷可以显著抑制脂多糖引起的 TLR2 激活，还可以激活 TLR4 通路，引起下游信号变化（图 2–13）。例如，MyD88、NF-κB、p38 MAPK 等都出现细胞内表达量的提高，这些物质都与细胞的生长有关联，共同促进成纤维细胞的生长。

尽管在黄芩苷作用下，TLR2 和 TLR4 激活了成纤维细胞的 NF-κB 和 p38 MAPK 蛋白的表达水平，但是没有进一步提高下游促炎因子的转录，其中炎症因子 IL-6 和趋化因子 CXCL2、CXCL10 的转录水平还出现显著降低，说明黄芩苷抑制了成纤维细胞的炎症反应；而阳性对照西瓜霜提高了促炎因子(CXCL2、CXCL10 和 IL-6)的转录,因此在抑制炎症反应方面，黄芩苷的效果优于西瓜霜（图 2-13）。

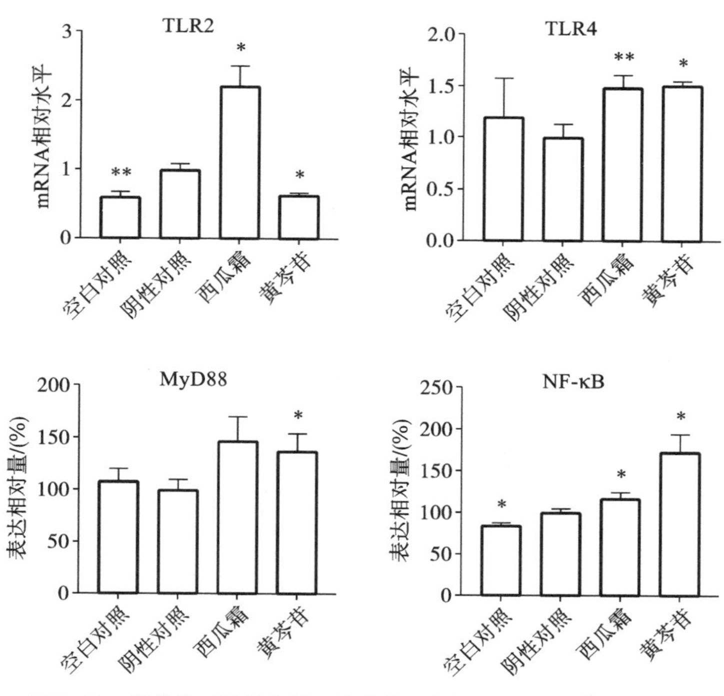

图 2-13　黄芩苷对昆明小鼠口腔黏膜细胞炎症反应相关蛋白的影响

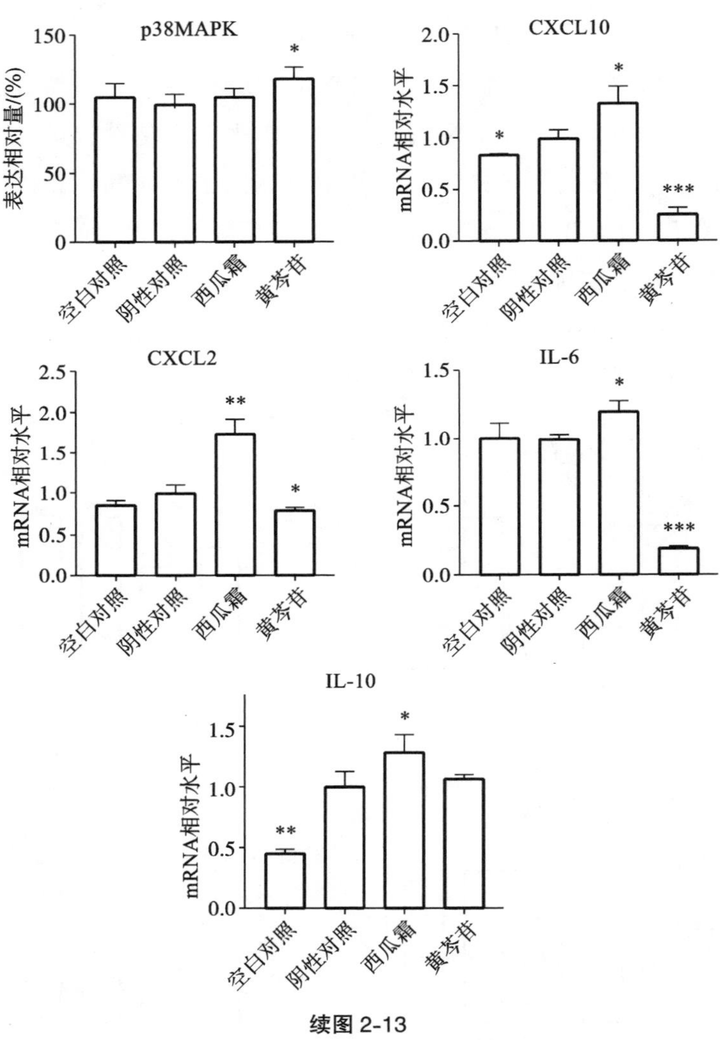

续图 2-13

4.6 黄芩苷的作用小结

黄芩苷明显促进了实验动物的口腔溃疡愈合，效果优于市售的西瓜霜。它可能的作用机制：黄芩苷促进了口腔黏膜成纤维细胞的生长和上皮细胞的迁移，有利于细胞对伤口的覆盖和修复；通过 TGF-β—Smad2/Smad3 途径促进成纤维细胞合成胶原，还通过 TGF-β—JNK 蛋白途径促进胶原合成，并且提高了 STAT3 的激活来促进胶原分泌，因此黄芩苷从多个途径表现出明显的促进胶原合成的能力；另外,外来病原物的刺激，可以通过 NF-κB 和 p38 MAPK 来激活细胞的增殖，但没有加强细胞的炎症反应。因此，黄芩苷通过促进口腔黏膜细胞增殖和胶原合成加快了溃疡愈合。

第三节 三七

1 概述

三七 (*Panax notoginseng*（Burk.）F. H. Chen)，五加科多年生草本植物，又名田七、参三七、滇三七、田三七、山漆、金不换等，中药材取其干燥根和根茎，春、冬季为其采挖期，故又将其分为春七和冬七。一般在秋季花开前采挖，洗净，分开主根、支根及根茎，干燥。支根习称“筋条”，根茎习称“剪口”。

三七药材（图 2-14）主根呈类圆锥形或圆柱形，长 1 ～ 6 cm，直径 1 ～ 4 cm，表面灰褐色或灰黄色，有断续的纵皱纹和支根痕，顶端有茎痕，周围有瘤状突起，体重，质坚实，断面灰绿色、黄绿色或灰白色，木部微呈放射状排列，气微，味苦回甜。通常以个大坚实、体重皮细、断面棕黑色、无裂痕者为佳。筋条呈圆柱形或圆锥形，长 2 ～ 6 cm，上端直径约 0.8 cm，下端直径约 0.3 cm。剪口呈不规则的皱缩块状或条状，表面有数个明显的茎痕及环纹，断面中心灰绿色或白色，边缘深绿色或灰色，三七粉末呈灰黄色。

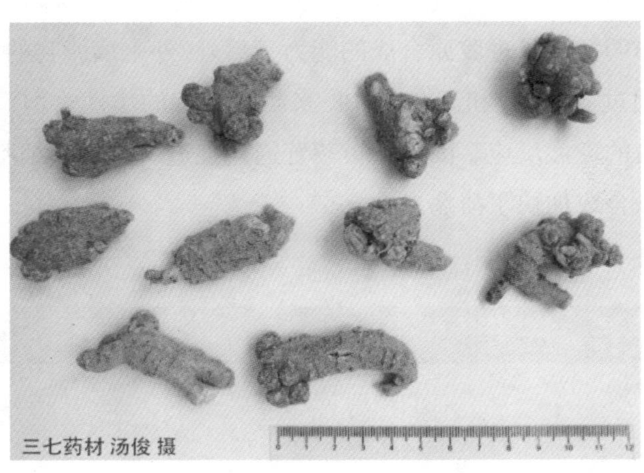

图 2-14　三七药材的形态

三七植株为多年生直立草本植物，高 60 cm，茎暗绿色，指状复叶，轮生于茎顶；叶柄具条纹，叶片膜质，伞形花序单生于茎顶，种子白色，三角状卵形，7—8 月开花，8—10 月结果。另有五加科植物竹节参（*Panarja Ponicus* C. A. Mey.）的干燥根茎，主产于云南、四川、贵州等地，药效及植株外观与三七相近（图 2-15），需注意分辨。

三七的主产地为云南、广西等地，野生或栽培，是我国传统名贵中药材。三七首次有明确记载的著作是明代李时珍《本草纲目》：彼人言其叶左三右四，故名三七，盖恐不然，或云本名山漆，谓其能合金疮，如漆粘物也，此说近之。金不换，

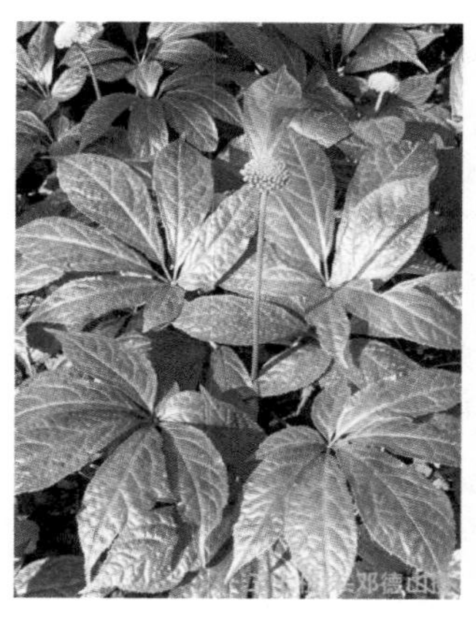

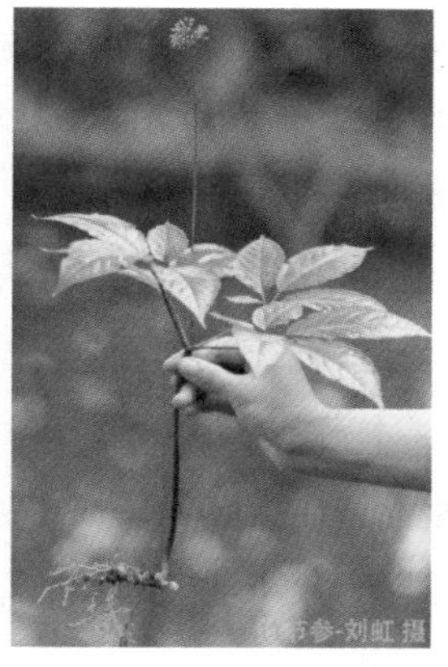

图 2-15　三七和竹节参植株

贵重之称也。三七有“止血之神药”的美誉，其根、茎、叶、花均可入药，具有显著的散瘀活血、消肿止痛之功效，被誉为“南国神草”。又因三七属人参类植物，但其有效活性物质含量又高于人参，故有“参中之王”之美誉。

2　中医对三七的认识

2.1　性味与归经

《中华人民共和国药典》(2020 年版）记载三七 :(味）甘、微苦,（性）温。归肝、胃经。

2.2　功效与主治

《中华人民共和国药典》(2020 年版）记载三七 ：散瘀止血，消肿定痛，用于咯血，吐血，衄血，便血，崩漏，外伤出血，胸腹刺痛,跌扑肿痛。孕妇慎用。著名中成药“片仔癀”和“云南白药”的主要原料之一就是三七。《本草纲目》记载三七：性甘，微苦，温，无毒；主治止血，散瘀，消肿，定痛。金刃箭伤，跌扑杖疮，血出不止者，嚼烂涂，或为末掺之，其血即止。亦主吐血，衄血，下血，血痢，崩中，经水不止，产后恶血不下，血运，血痛，赤目痈肿，虎咬蛇伤诸病。《本经逢原》(清代，张璐)、《本草从新》(清代，吴仪洛)、《本草备要》(清代，汪昂)等一致强调其止血、散瘀、止痛的功效，并用大量文字介绍其为金疮要药。药学名著《本草纲目拾遗》(清代，赵学敏)记载：人参补气第一，三七补血第一，味同而功亦等，故称人参三七，为中药中之珍贵者。2002 年卫生部（现国家卫生健康委员会）下发《可用于保健食品的物品名单》中列入了三七。

3　三七的现代研究

现代医学研究证实，三七含有多种皂苷、黄酮以及多糖、蛋白质类成分，具有止血、抗血栓、促进造血、扩张血管、降血压、抗心肌缺血、抗脑缺血、抗心律失常、抗动脉粥样硬化、抗炎、保肝、抗肿瘤、止痛等作用，广泛用于高脂血症、心绞痛、冠心病、急性心肌梗死、顽固性头痛、急性黄疸型肝炎、慢性乙型肝炎和肝硬化等的治疗。国内外均有将三七制成粉末加入食品中的做法。三七可以促使各类血细胞分裂生长、数量增加，对骨髓细胞的增殖和释放过程起促进作用，能够使骨髓红细胞的数量和活性增强，从而达到促进造血的目的。

3.1 化学成分

三七中含有皂苷类、黄酮类、环肽类、甾醇类、挥发油、多糖类和氨基酸等多种化学成分，其中皂苷类化合物通常被认为是三七的主要活性成分。《中华人民共和国药典》（2020 年版）规定，按干燥品计算，三七药材中含人参皂苷 Rg_1、人参皂苷 Rb_1 及三七皂苷 R_1 的总量不得少于 5.0 %。

大量的研究证明，三七及其总皂苷提取物具有多种生物活性。文献报道，三七皂苷 R_1 及人参皂苷 Rg_1、Rd、Re、Rb_1 这 5 种皂苷的含量约占三七总皂苷的 80 %。《中华人民共和国药典》（2020 年版）还收录有三七三醇皂苷和三七总皂苷 2 种三七提取物。制成的中成药制剂主要有三七通舒胶囊、血塞通注射液和七叶神安片等。三七总皂苷对急性炎症引起的毛细血管通透性增强、炎性渗出、组织水肿和炎症后期肉芽组织增生也起到抑制作用。三七总皂苷具有清除羟自由基和超氧自由基的作用，有较好的抗氧化活性。

三七多糖主要由半乳糖、阿拉伯糖、葡萄糖等组成，含量受三七的产地、规格、药用部位等因素的影响。研究发现，三七根中多糖含量最高，其次是三七筋条，而三七茎叶中多糖含量最低。三七主根越大，三七多糖含量越高。三七多糖具有较强的超氧自由基和羟自由基清除活性，且呈现良好的量效依赖关系，说明三七多糖具有较强的抗氧化活性。

三七含有 19 种以上氨基酸，其中精氨酸含量最高，其次为天冬氨酸，第三为谷氨酸，这 3 种氨基酸含量约占氨基酸总量的 39.72%。氨基酸含量受产地、采收期、药用部位等因素的影响，但这 3 种氨基酸从高到低的次序不随产地的变化而变化。三七氨基酸具有止血、抗炎、美白祛斑等功效。其中，三七素是一种非蛋白的氨基酸成分，含量为0.5%～0.6%，具有止血、抗炎、降血糖及减轻糖尿病肾病损伤等功效。

三七黄酮类化合物主要由槲皮素、槲皮苷、山柰酚等组成。三七黄酮类化合物有抗菌、抗氧化、抗病毒、增加冠脉血流量等功效。三七黄酮类化合物与三七皂苷能够改善心肌供血、增加血管壁弹性、促使冠状动脉扩张。

三七挥发油对中枢神经系统具有镇静、抑制作用，可以抑制多种疼痛感，起到止痛效果。

此外，三七中还含有植物油脂、甾醇和炔、烯、烃类化合物等。从三七根、花、果实中均分离得到了β-谷甾醇，β-谷甾醇具有降血脂及抗皮肤溃疡等作用。从三七根的脂溶性部分分离得到了炔烯烃类化合物——人参炔三醇，药理研究表明，该化合物具有较强的防癌和抗癌作用。

生三七具有活血化瘀、止血止痛之效，经过蒸制后的蒸三七补血益气作用得到增强。三七经蒸制后醇浸出物含量、粗多糖产率、粗多糖中总糖含量，糖醛酸含量均有所增加，经过高效液相色谱（HPLC）及红外指纹图谱鉴定，蒸制后检出物增多，可能原因为皂苷类成分受热降解产生次级皂苷。

在三七栽培过程中进行摘蕾，会显著降低三七皂苷 R_1、三七皂苷 Rb_1（即人参皂苷 Rb_1）和人参皂苷 Rg_1 的含量。不同生长年限对三七总皂苷及浸出物含量的影响显著，在1～3年的生三七主根中，三七总皂苷及浸出物的含量随着生长年限的增长逐渐升高，三年生含量达到最高。

由于三七种植地的地理因素影响，三七各部分重金属元素（如镉 (Cd)、铬 (Cr)、铅 (Pb)、铜 (Cu)）均存在不同的超标现象，而且地下部分超标高于地上部分,多集中于须根。三七以块根、芦头入药，食用三七块根摄入铬元素的健康风险最高，需引起注意。菊三七，又称土三七，含有的吡咯烷生物碱会导致肝小静脉闭塞病，导致药物性肝损伤，要谨防误用。

3.2 口腔护理应用

三七提取物可以有效维护牙齿和牙周组织健康，具有功效好、毒副作用小、对口腔组织刺激小等优点，且不会产生耐药性，已越来越多地应用于口腔问题的治疗，并取得了较好的疗效。

近年来，越来越多的牙膏中添加三七提取物，用于有效预防和治疗口臭、牙龈炎、牙龈出血、牙龈肿痛、口腔溃疡等。在植物牙膏中加入三七活性提取物，以普通牙膏作为对照，临床实验结果显示，加入三七活性提取物的牙膏可以促进口腔黏膜微循环，有助于改善牙龈炎主要症状（如牙龈出血、牙菌斑等）；牙龈出血指数显著下降，具有较好的止血效果。

将三七与儿茶、珍珠等制成三七珍珠散，可有效治疗口腔溃疡。口含三七花冰块能较好地防治肿瘤患者化疗后口腔炎的发生。采用三七粉外敷可有效治疗成人复发性口腔溃疡。将三七粉与蜂蜜调和后，在患处局部外敷，可有效治疗糜烂性口腔扁平苔藓。

4 三七皂苷 Rb_1 的药理作用

三七中的三七皂苷 Rb_1 含量大约占三七总皂苷的 40%，口服吸收的生物利用度为 1.2%～4.4%，在心血管、神经系统、抗炎、抗糖尿病和抗肿瘤活动等方面均有显著功效。研究表明，三七皂苷 Rb_1 因具有调节血管舒缩、改善动脉粥样硬化、降低血小板黏附、抗氧化、改善脂质谱和影响各种离子通道等多种特性，在心脑血管疾病方面发挥积极的治疗作用。三七皂苷 Rb_1 在体内和体外介导对脑缺血损伤的神经保护作用，还可以通过调节线粒体能量代谢中的糖脂代谢作用，改善胰岛素抵抗，减少并发症的发生，对糖尿病及糖尿病并发症发挥保护作用。我们对三七皂苷 Rb_1 用于治疗口腔溃疡进行了实验研究。

三七皂苷 Rb_1，又称三七皂苷 E_1、人参皂苷 Rb_1、天南星皂苷 E_1、绞股蓝皂苷 C、绞股蓝皂苷Ⅲ，英文名 Ginsenoside Rb_1，分子量 1109.3；化学结构如图 2-16 所示，属于四环三萜皂苷，白色粉末，易溶于水、甲醇、乙醇，不溶于乙醚、苯。

4.1 三七皂苷 Rb_1 对口腔溃疡愈合的促进作用

使用昆明小鼠作为实验动物，利用化学物刺激其口腔黏膜，造成伤害后接种白色念珠菌，使其舌部出现溃疡。然后将 50 μL 含有一定浓度三七皂苷 Rb_1 的软凝胶涂抹在溃疡处进行治疗，每日给药 3 次，连续给药 7 日，观察昆明小鼠口腔溃疡的愈合情况。采用市售的西瓜霜作为阳性对照同样给药，每次给药量与给药浓度均与三七皂苷 Rb_1 相同。阴性对照不做任何处理（图 2-17）。

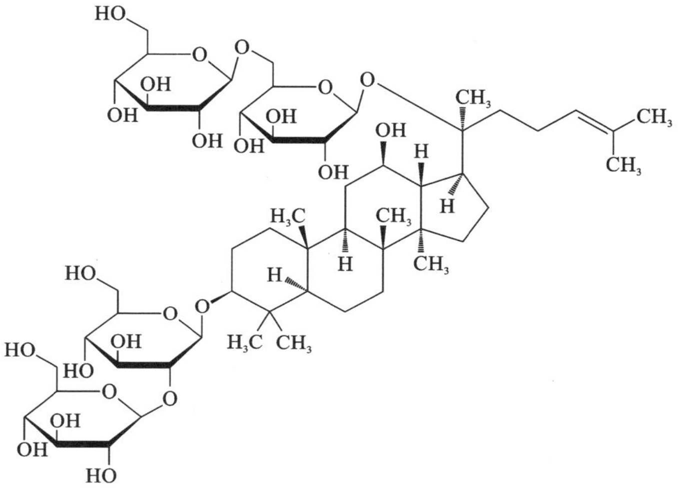

图 2-16　三七皂苷 Rb_1 的化学结构

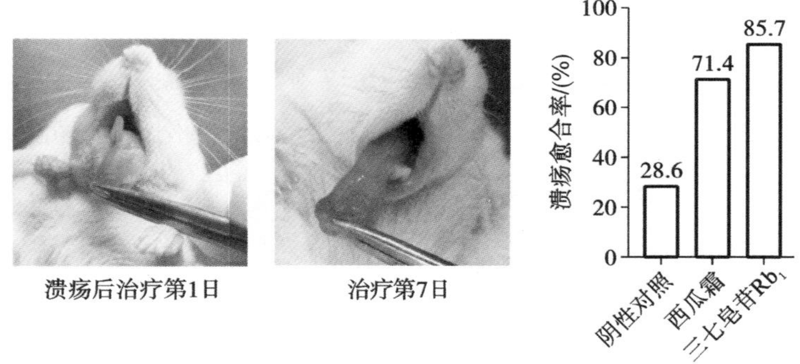

图 2-17　三七皂苷 Rb_1 对昆明小鼠口腔溃疡愈合的促进作用

观察发现，口腔溃疡初期，昆明小鼠的舌背溃烂红肿，覆盖白色发黄的伪膜，这说明造模成功。在给药结束后，三七皂苷 Rb_1 组口腔溃疡愈合率 85.7%，西瓜霜组口腔溃疡愈合率 71.4%，阴性对照组口腔溃疡愈合率 28.6%。

给药 7 日后，使用酶联免疫吸附测定（ELISA）测试各组昆明小鼠血清中免疫相关因子的含量。相较于没有溃疡的空白对照，发生口腔溃疡后 TNF-α、IL-17 和 IL-10 有显著变化，说明昆明小鼠产生了应激反应。IL-17 是主要由活化 $CD4^+$ 淋巴细胞产生的炎症反应的早期启动因子，介导中性粒细胞的兴奋动员，具有促进组织炎症的作用。IL-6 作用于多种靶细胞，在急性炎症反应中含量迅速升高，在细菌感染的早期发挥促炎作用。在研究的动物实验中，口腔溃疡引起昆明小鼠血清中 TNF-α 含量的显著提高，经过 7 日的恢复和药物治疗，三七皂苷 Rb_1 组引起 IL-17 含量的显著降低，说明三七皂苷 Rb_1 可能降低了机体的炎症反应。TGF-β1 具有促进创口愈合的作用，血清中 TGF-β1 含量的显著升高，说明三七皂苷 Rb_1 和西瓜霜有可能通过提高机体 TGF-β1 的含量来促进口腔溃疡创口愈合。机体适当的炎症反应有助于免疫系统应对外界病原物的入侵，促进恢复健康。TNF-α 和 IL-17 都是具有促炎作用的炎症因子，取昆明小鼠血样进行测试时，部分昆明小鼠溃疡已经完全愈合，身体不需要过强的炎症反应，因而可以看到 IL-17 含量出现了显著降低（图 2-18）。

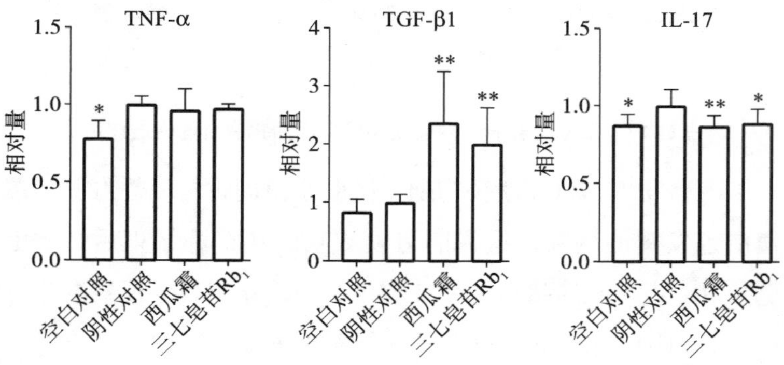

图 2-18　三七皂苷 Rb_1 对溃疡模型昆明小鼠血清中相关免疫因子的影响

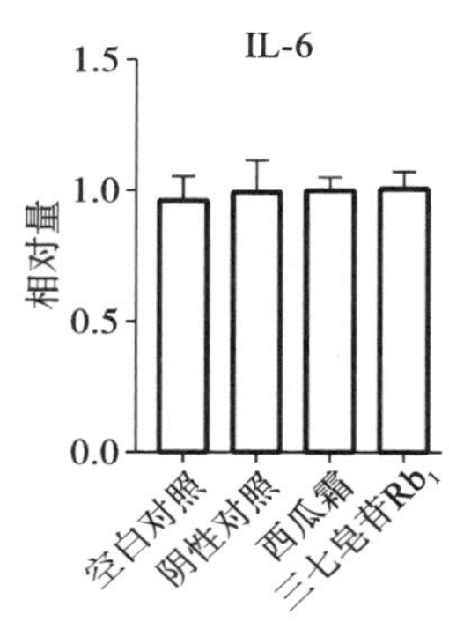

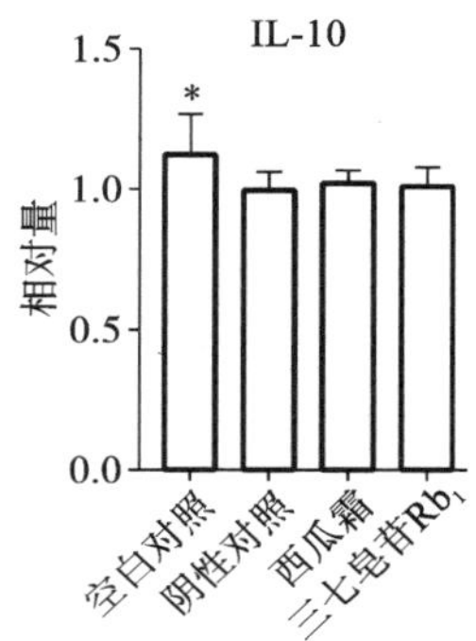

续图 2-18

4.2 三七皂苷 Rb_1 对口腔黏膜成纤维细胞生长的影响

从健康昆明小鼠的口腔组织中，获取口腔黏膜成纤维细胞和上皮细胞，进行体外人工培养用于实验。实验分组中，用细菌来源的脂多糖 (LPS) 诱发细胞处于炎症状态，给予了药物如三七皂苷 Rb_1 或者西瓜霜作用的细胞，作为样品组；诱发了细胞处于炎症状态，没有给予药物的，作为阴性对照组；而没有被脂多糖刺激，也没有给予任何药物的细胞，作为空白对照组。以阴性对照组和空白对照组作为参照，检验三七皂苷 Rb_1 对口腔黏膜成纤维细胞的生长和功能是否有恢复作用。

通过 CCK8 法选择三七皂苷 Rb_1 对昆明小鼠口腔黏膜成纤维细胞的最适作用浓度是 200 μmol/L，西瓜霜对昆明小鼠口腔黏膜成纤维细胞的最适作用浓度是 25 μg/mL。使用最适作用浓度的三七皂苷 Rb_1 对成纤维细胞连续培养 3 日，发现三七皂苷 Rb_1 和西瓜霜都显著促进了细胞增殖（图 2-19）。

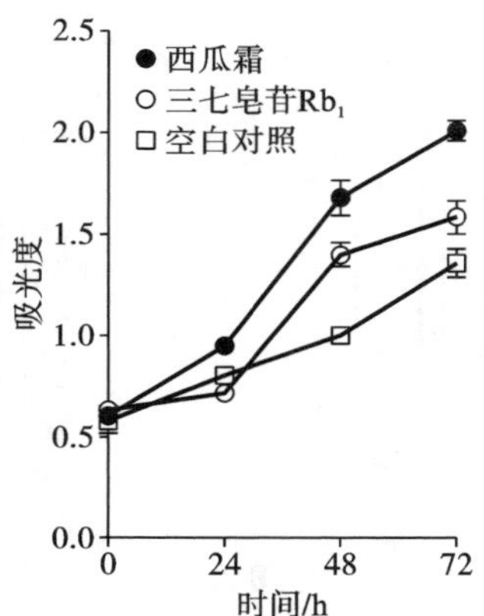

图 2-19　三七皂苷 Rb_1 对昆明小鼠口腔黏膜成纤维细胞生长的影响

4.3　三七皂苷 Rb_1 对口腔黏膜细胞迁移的影响

与前述实验方法相似，检测炎症状态下口腔黏膜细胞的迁移能力是否受三七皂苷 Rb_1 的影响。研究结果显示，不管是口腔成纤维细胞还是口腔上皮细胞，三七皂苷 Rb_1 对它们的迁移都没有促进作用，如图 2-20 所示。因此，在口腔黏膜愈合中，三七皂苷 Rb_1 可能没有通过影响口腔黏膜细胞的迁移来发挥作用。

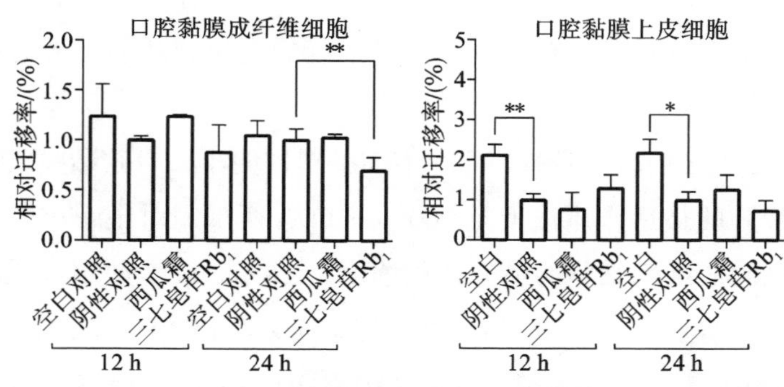

图 2-20　三七皂苷 Rb_1 对昆明小鼠口腔黏膜细胞迁移的影响

4.4 三七皂苷 Rb_1 对口腔黏膜细胞胶原合成的影响

在三七皂苷 Rb_1 对口腔黏膜细胞胶原合成的研究中，ERK、AKT 和 JNK 蛋白与口腔黏膜成纤维细胞的增殖有关，三七皂苷 Rb_1 对这 3 个信号通路中关键因子的激活作用不明显。因此，推测三七皂苷 Rb_1 对昆明小鼠口腔溃疡愈合的作用路径不是通过刺激口腔黏膜成纤维细胞分泌胶原而起作用的（图 2–21）。

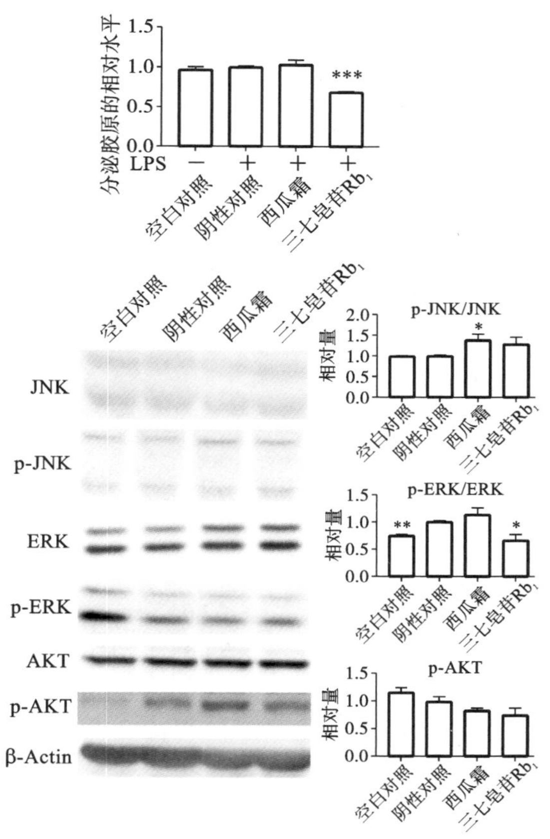

图 2-21 三七皂苷 Rb_1 对昆明小鼠口腔黏膜成纤维细胞的胶原合成及增殖相关蛋白的影响

实验中用 LPS 诱导细胞炎症状态后，三七皂苷 Rb_1 上调了细胞中与成纤维细胞的增殖有关 (TGF-β1 和 CTGF)、胶原合成有关 (α1-Ⅰ型胶原基因 *COL1A1* 和 α1-Ⅲ型胶原基因 *COL3A1*)、抑制炎症有关 (IL-10) 的 mRNA 相对水平，降低了促炎因子 (CXCL2、CXCL10 和 IL-6) 的基因转录。在 TGF-β1 的作用下，可以刺激成纤维细胞增殖的 CTGF 因子的转录也获得增加，说明三七皂苷 Rb_1 确实通过 TGF-β1 和 CTGF 促进了细胞增殖，有利于溃疡愈合（图 2-22）。

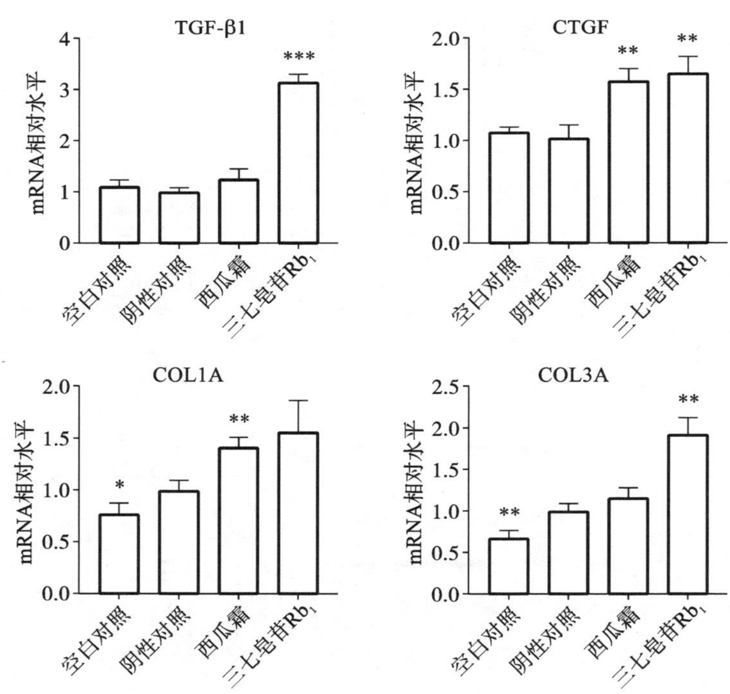

图 2-22　三七皂苷 Rb_1 对昆明小鼠口腔黏膜成纤维细胞的胶原合成相关蛋白转录的影响

创面愈合是一个复杂的动态生理过程，涉及大量的细胞因子和生长因子，以及多种不同类型细胞的相互作用。TGF-β在调节发生在创面愈合中的炎症、组织形成(增殖)和成熟(组织重塑)三个阶段的多种细胞反应中起着关键作用，TGF-β1的缺乏将导致创面难以愈合。TGF-β 下游信号通路主要包括Smad 通路、MAPK 通路和 NF-κB 通路等，分别涉及细胞增殖、迁移、炎症反应等。

我们的研究中，三七皂苷 Rb_1 没有对口腔黏膜成纤维细胞的迁移和胶原分泌产生显著影响。但模型昆明小鼠的血清中 TGF-β1 含量和诱导炎症的成纤维细胞中 TGF-β1 的转录，都在三七皂苷 Rb_1 的作用下显著提高。虽然成纤维细胞中ERK、JNK、AKT 蛋白的激活没有提高，但细胞生长在三七皂苷 Rb_1 作用下显著提高。Ⅰ型和Ⅲ型胶原是细胞外基质的重要组分，参与了从凝血到重塑的创面愈合的全部阶段。虽然细胞分泌到培养液中的胶原含量没有明显提高，但是成纤维细胞中的Ⅰ型胶原和Ⅲ型胶原的基因转录因三七皂苷 Rb_1 显著增强。成纤维细胞合成的结缔组织生长因子 (CTGF) 损伤后 CTGF 表达增强，参与肉芽组织的形成、上皮再生、基质的形成和重塑。并且，作为 TGF-β 的中介物，CTGF 是Ⅰ型胶原、纤维连接蛋白及其整合素受体等 ECM 蛋白的强诱导剂。口腔黏膜成纤维细胞受到 LPS 诱导刺激后，三七皂苷 Rb_1 显著提高了 CTGF 的基因转录。说明在昆明小鼠机体中，三七皂苷 Rb_1 可能是通过对 TGF-β1 信号的增强，提高了 CTGF 的合成，进而增强了口腔黏膜成纤维细胞的增殖和胶原合成，促进了溃疡创口愈合。

4.5 三七皂苷 Rb_1 对口腔黏膜细胞炎症反应的抑制作用

TLR2 和 TLR4 作为细胞膜上的受体，启动并活化相关信号分子，促进细胞的免疫应答或其他应激反应。三七皂苷 Rb_1 对 TLR2 和 TLR4 的转录有显著促进作用，说明它促进了细胞对炎症刺激的应答。西瓜霜也促进了细胞增殖的因子 (CTGF) 和胶原合成的因子 (COL1A1) 转录，但也提高了促炎因子 (CXCL2、CXCL10 和 IL-6) 的转录。虽然西瓜霜也通过促进口腔黏膜成纤维细胞的增殖来改善溃疡，促进愈合，但三七皂苷 Rb_1 在抑制炎症反应方面的效果优于西瓜霜（图 2-23）。

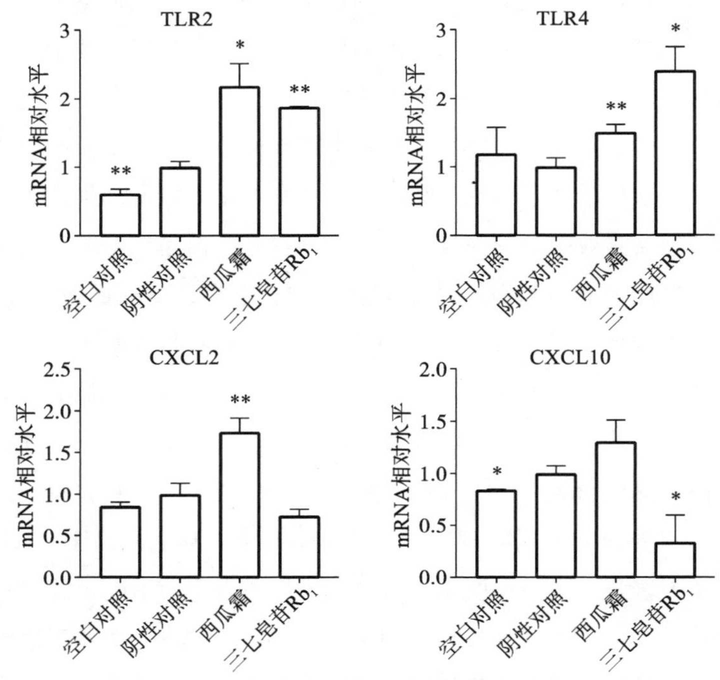

图 2-23 三七皂苷 Rb_1 对昆明小鼠口腔黏膜成纤维细胞的相关免疫因子转录的影响

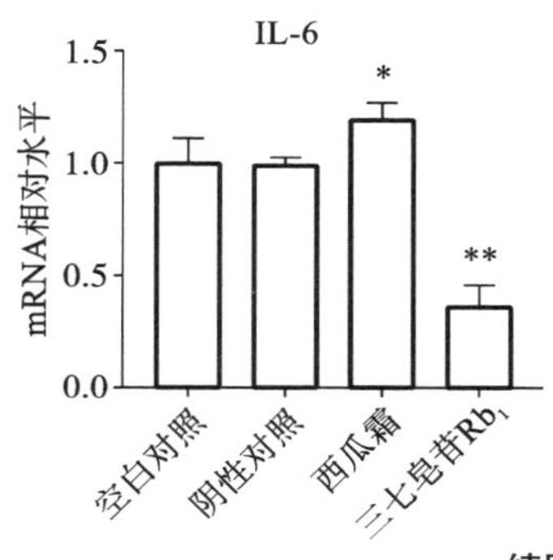

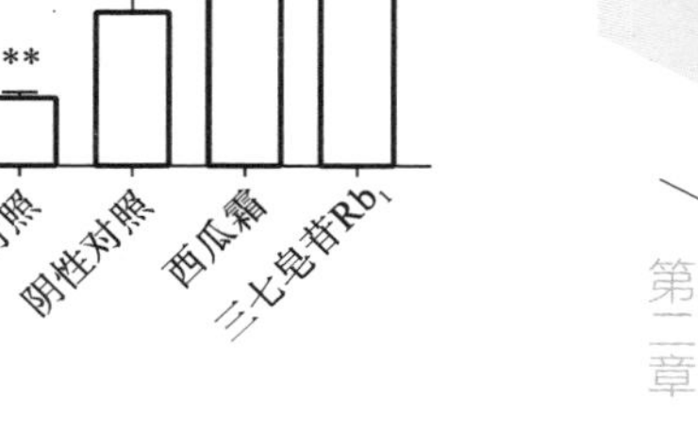

续图 2-23

4.6 三七皂苷 Rb_1 对巨噬细胞生长的促进作用

巨噬细胞在伤口愈合中发挥作用，除了聚集在创口清除病原物，还促进伤口愈合。在一些慢性愈合的伤口中往往可观察到巨噬细胞的缺乏。采用昆明小鼠巨噬细胞系 RAW264.7 进行实验，研究三七皂苷 Rb_1 促进溃疡愈合的机制。根据 CCK8 检测细胞活力实验结果，分别选择 1.56 μmol/L 和 0.78125 μg/mL 作为三七皂苷 Rb_1 和西瓜霜的后续实验浓度。

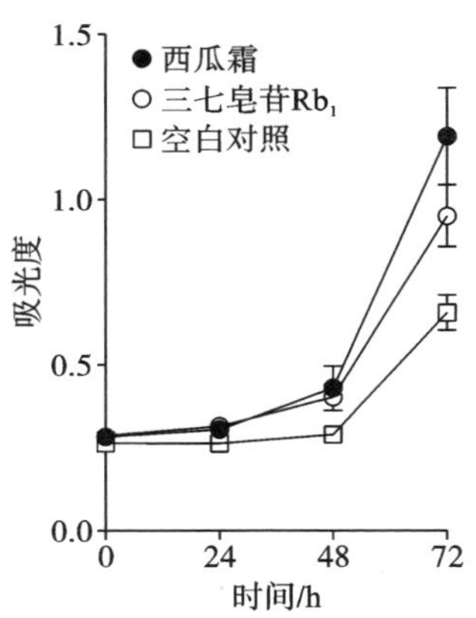

图 2-24 三七皂苷 Rb_1 对昆明小鼠巨噬细胞生长的影响

连续培养昆明小鼠巨噬细胞 72 h，可以发现相对于没加样品的空白对照，三七皂苷 Rb_1 和西瓜霜都可以促进昆明小鼠巨噬细胞系 RAW264.7 的生长（图 2-24）。

4.7 三七皂苷 Rb_1 对巨噬细胞炎症反应的抑制作用

NF-κB 是巨噬细胞中的关键免疫信号分子，对调节适当的抗感染基因表达和炎症反应非常重要。经 LPS 诱发炎症状态后，相对于未加药物的阴性对照组，三七皂苷 Rb_1 显著降低了 NF-κB p65 的激活比例，与未受到 LPS 刺激的空白对照一样，都显著低于阴性对照，说明细胞的炎症反应受到了抑制。

对于巨噬细胞，经典活化性巨噬细胞 (M1 型) 高表达 MHC Ⅱ类分子和共刺激分子 CD80、CD86，上调表达诱导型一氧化氮合酶 (iNOS)，产生大量的促炎细胞因子，如 IL-1、IL-6、IL-12、IL-23、TNF-α，同时产生趋化因子 CCL2、CCL3、CCL5、CXCL8、CXCL9、CXCL10、CXCL11、CXCL16、一氧化氮 (NO) 和活性氧物质 (ROS)，主要介导炎症反应的启动和维持 (促炎作用)。而选择活化性巨噬细胞 (M2 型) 由 IL-4、IL-13、真菌和寄生虫感染、免疫复合物、IL-10、TGF-β、糖皮质激素等诱导，高表达 CD163、CD206、CD200R、CD209、CD301、Arg1，产生抗炎细胞因子如 IL-10、TGF-β，主要参与炎症的消退 (抗炎作用)、组织重构和再生、伤口愈合、血管生成、促进肿瘤进展等。

在调节巨噬细胞极化的因子中，STAT1 激活具有促炎作用的 M1 型巨噬细胞，STAT3 和 STAT6 的激活优势导致抗炎作用的 M2 型巨噬细胞极化。由图 2-25、图 2-26 可知，三七皂苷 Rb_1 引起 STAT1 和 STAT3 的转录降低，以及 STAT6 的表达升高，因此可能表现出更强的诱导巨噬细胞的 M2 型极化的作用。

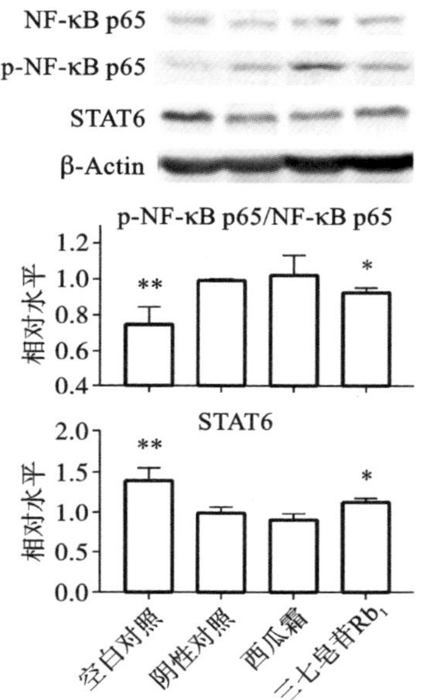

图 2-25　三七皂苷 Rb_1 对昆明小鼠巨噬细胞 NF-κB 激活及 STAT6 表达的影响

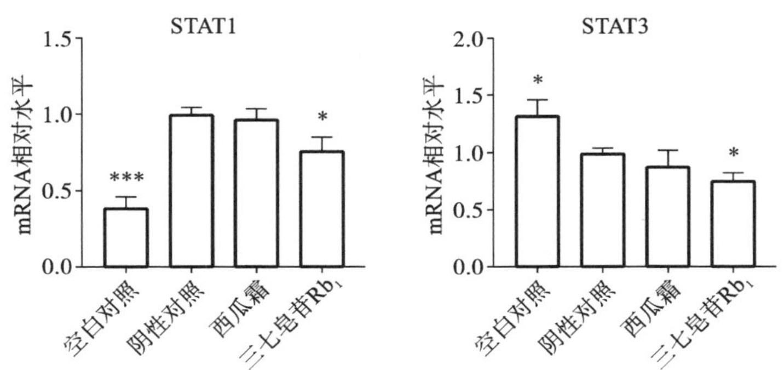

图 2-26　三七皂苷 Rb_1 对昆明小鼠巨噬细胞 STAT1 和 STAT3 转录的影响

在实验测试的因子中，M1 型巨噬细胞标志物有 CD86、COX-2、NOS2、IL-6、IL-1β 和 TNF-α。M2 型巨噬细胞标志物有 CD206、Arg1、Dectin-1 和 IL-10。在未受 LPS 刺激的空白对照中，除了 CD86 和 CD206，其他测试基因的转录都显著低于阴性对照，说明正常状态下的巨噬细胞没有被激活。经过 LPS 处理后，三七皂苷 Rb_1 显著降低了 M1 型巨噬细胞标志物中的 CD86、COX-2、IL-6、IL-1β、Dectin-1和 TNF-α 的基因转录水平，对 M2 型巨噬细胞标志物则同时出现了提高和降低作用。从总体上看，三七皂苷 Rb_1 降低了巨噬细胞的 M1 型极化，降低了细胞的炎症反应（图 2-27）。

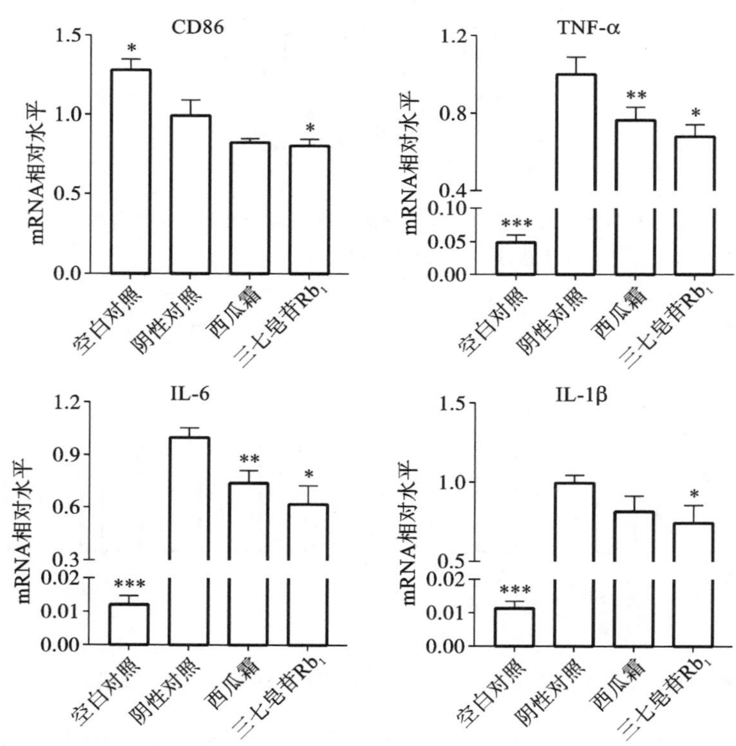

图 2-27　三七皂苷 Rb_1 对昆明小鼠 M1 型和 M2 型巨噬细胞标志物转录的影响

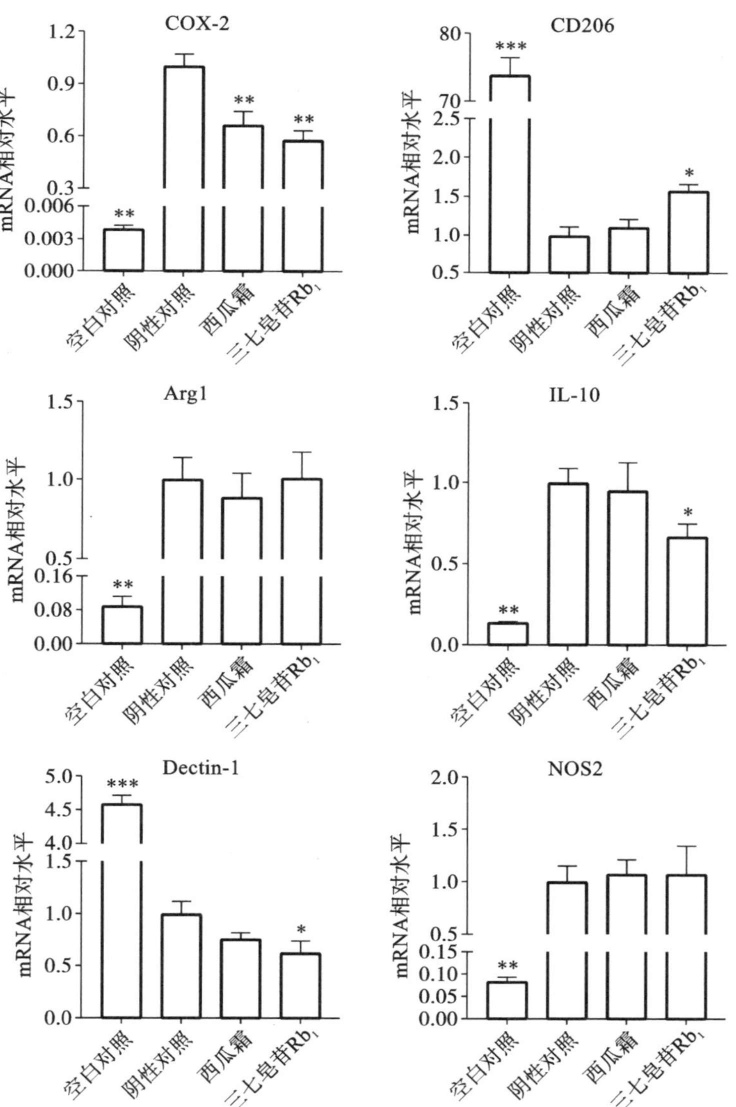
COX-2
CD206
Arg1
IL-10
Dectin-1
NOS2
mRNA相对水平
空白对照
阴性对照
西瓜霜
三七皂苷Rb1

续图 2-27

对于 LPS 诱导的昆明小鼠巨噬细胞炎症模型实验中，三七皂苷 Rb_1 一方面显著降低了关键的免疫信号分子 NF-κB p65 的激活比例，另一方面通过减少 COX-2、NOS2、IL-6、IL-1β 等基因的转录，降低了巨噬细胞的 M1 型极化，从而降低了昆明小鼠巨噬细胞的炎症反应。STAT1 和 STAT3/STAT6 激活之间的平衡，可以调节巨噬细胞的极化和活性。NF-κB 和 STAT1 的激活促进巨噬细胞的 M1 型极化，从而产生细胞毒性和炎症状态。相反，STAT3 和 STAT6 的激活导致巨噬细胞的 M2 型极化。我们的研究中发现，昆明小鼠巨噬细胞系 RAW264.7 的 STAT6 基因表达增加，STAT1 基因转录减少和 NF-κB 激活减弱，这是三七皂苷 Rb_1 降低巨噬细胞促炎活性的原因。

4.8 三七皂苷 Rb_1 的作用小结

三七皂苷 Rb_1 通过 TGF-β 和 CTGF 显著提高了口腔黏膜成纤维细胞的生长，进而增强了口腔黏膜成纤维细胞的增殖和胶原合成，促进了溃疡创口愈合。另外，三七皂苷 Rb_1 一方面促进巨噬细胞的增殖，发挥其促进伤口愈合的作用；另一方面又降低了巨噬细胞的 M1 型极化，降低了促炎活性，减少了对创伤部位的损伤。因此，三七皂苷 Rb_1 对口腔黏膜细胞增殖和胶原合成的促进，以及促进巨噬细胞的增殖和降低炎症反应作用，共同加快了口腔溃疡愈合。

第四节 金银花

1 概述

金银花，忍冬科植物忍冬 (*Lonicera japonica* Thunb.)，别名忍冬花（图 2-28）。中药材取其干燥花蕾或带初开的花，作为金银花药材的唯一来源。古方中有称其为银花，在各地俗称与文献中名称众多，如金银藤、银藤、二色花藤、二宝藤、右转藤、鸳鸯藤、老翁须、苏花、金花、金藤花、双花、双苞花、二花、二宝花等。

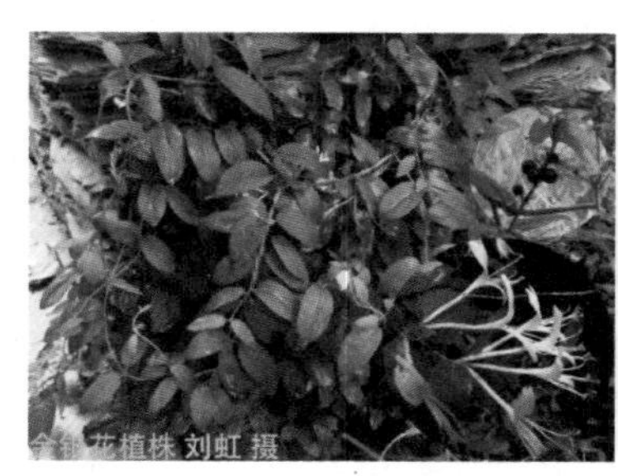

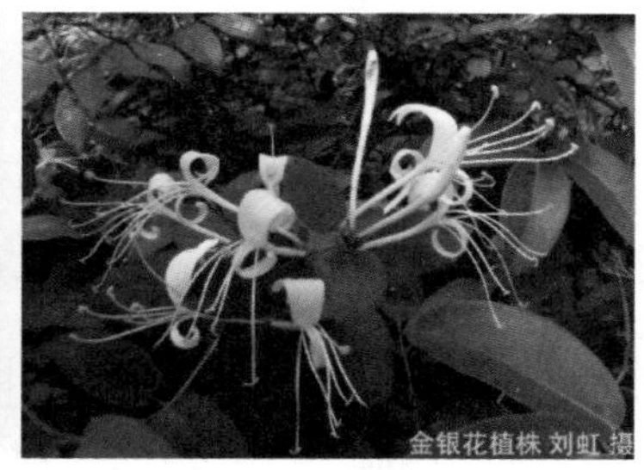

图 2-28 金银花植株和花朵

金银花植株花期在 4—6 月，花初开时白色，1 ～ 2 日后变黄色，故称金银花。入药时以未开放的、颜色黄白而无枝叶者为佳。一般夏初花开放前采收，干燥。金银花药材干燥后呈棒状，上粗下细，略弯曲，长 2 ～ 3 cm，上部直径约 3 mm，下部直径约 1.5 mm，表面黄白色或绿白色（储存久色渐深），密被短柔毛。气清香，味淡、微苦；粉末浅黄棕色或黄绿色。在全国多个省份均有分布种植，主要产地是山东、广西、江西、河南、陕西、河北等，栽培种与野生种均有。金银花药用历史悠久，1500 年前就有忍冬的干燥花蕾或初开的花被用于中药的记载。

在我国民间被称作金银花的植物有多种，它们都是来源于忍冬科忍冬属的不同植物，在实际使用中往往较为混杂，要注意区分。《中华人民共和国药典》（2020 版）将忍冬科植物忍冬作为金银花药材的唯一来源，而将忍冬科植物灰毡毛忍冬、红腺忍冬、华南忍冬或黄褐毛忍冬的干燥花蕾或带初开的花，以山银花进行收录。两者化学成分有一定差异，对于牙龈炎和口腔溃疡患者，金银花的治疗效果优于山银花。

2　中医对金银花的认识

2.1　性味与归经

《中华人民共和国药典》（2020 年版）记载金银花 :（味）甘，（性）寒。归肺、心、胃经。《神农本草经》记载金银花 : 味甘，性寒，具有清热解毒、凉血化瘀之功效，主治外感风热、瘟病初起、疮疡疔毒、红肿热痛、便脓血等。

金银花可作药食两用，煎汁内服时，常用量为 6 ～ 15 g。但因其性甘寒，不宜长期服用，以免损伤脾胃。

2.2　功效与主治

《中华人民共和国药典》（2020 年版）记载 : 清热解毒，疏散风热。用于温病发热，热毒血痢，痈肿疔疮，风湿感冒。

最早在梁代陶弘景的《名医别录》中，金银花被列为上品，是清热解毒良药。另有，《本草拾遗》(唐代，陈藏器)记载金银花：主热毒血痢，水痢，浓煎服之。《滇南本草》记载金银花：清热，解诸疮，痈疽发背，丹流瘰疬。《本草正》记载金银花：善于化毒，故治痈疽，肿毒，疮癣，风湿诸毒，诚为要药。《生草药性备要》(清代，何谏)记载金银花：能消痈疽疔毒，止痢疾，洗疳疮，去皮肤血热。《常用中草药手册》(广州部队后勤部卫生部)记载金银花：清热解毒；治外感发热咳嗽，肠炎，菌痢，麻疹，腮腺炎，败血症，疮疖肿毒，阑尾炎，外伤感染，小儿痱毒；制成凉茶，可预防中暑、感冒及肠道传染病。

3 金银花的现代研究

现代药理研究表明，金银花具有抗菌、抗病毒、解热抗炎、抗氧化、抗紫外线、利胆保肝、增强免疫功能等作用；功能有清热解毒、消炎退肿，对细菌性痢疾和各种化脓性疾病都有疗效；同时，在抗肿瘤、调控血脂、血糖以及保护神经、治疗妇科疾病等方面，也因其化学成分及药理作用发挥出一定功效。近来研究发现，金银花对 β-淀粉样蛋白的聚集具有抑制活性，因而可能对预防早老性痴呆有效果。也有实验表明，金银花提取物中的绿原酸有致敏原作用，金银花还有轻微的溶血效应。

3.1 化学成分

金银花含多种黄酮类化合物、有机酸，此外还含有挥发油、皂苷、肌醇等成分。《中华人民共和国药典》(2020年版)规定，按干燥品计算，金银花药材中含绿原酸不得少于1.5%，含木犀草苷不得少于0.05%。

黄酮类化合物为金银花的主要成分之一，干花中的含量比叶和枝高出4～6倍，亦是其主要的药效成分。金银花中的黄酮类化合物主要有木犀草苷、木犀草素、槲皮素、苜蓿苷、芦丁等。主要的有机酸类化学成分为绿原酸及异绿原酸，具有清除自由基、抗菌消炎、降血压血脂等多种生物活性。

金银花的挥发油中发挥功效的为芳樟醇和棕榈酸，具有清热解毒作用。鲜花的挥发油成分以芳香油为主，多为不饱和萜烯类成分，其中芳樟醇含量高达14%；而干花的挥发油成分则以棕榈酸为主，一般占26%以上，芳樟醇含量仅在0.39%以下。

与山银花比较，金银花含有丰富的环烯醚萜类和黄酮类化合物。山银花中几乎检测不到芦丁、木犀草苷、槲皮素等黄酮类成分；而山银花中三萜皂苷类和有机酸类化合物种类较金银花中多。环烯醚萜类化合物具有抗炎、止痛、清热解毒等作用，而三萜皂苷类具有保肝作用。

然而，金银花是重金属镉的一种超富集植物，在作为药物服用时需要注意。

3.2 口腔护理应用

近年来有关含金银花的含漱液、牙膏、复方制剂等运用于口腔溃疡治疗及预防的研究越来越多,金银花主要有以下应用。

①金银花和黄芩提取物的组合物可以显著缩短口腔溃疡愈

合时间。

②慢性咽炎的患者超声雾化吸入金银花的提取液，效果优于抗生素雾化。

③化疗患者使用金银花冲泡液进行口腔含漱，让含漱液在口腔内滞留 2 ～ 3 min，能有效预防化疗患者口腔溃疡的发生，促进口腔溃疡的愈合。

④每日 2 次使用金银花含漱液对 ICU 危重患者的口腔进行擦洗，可以明显降低口腔并发症的发生率。

⑤金银花水煎剂配合碳酸氢钠对中风卧床患者进行口腔擦洗护理，能减少真菌滋生，降低龈沟液中炎症因子水平，改善口腔内环境。

⑥以金银花提取物为主要成分，搭配藏青果和薄荷，对牙龈卟啉单胞菌和具核梭杆菌有抑菌效果，可显著改善青少年口源性口臭。

4　木犀草苷的药理作用

作为金银花中糖苷类有效成分的代表，不同来源的金银花中木犀草苷的含量为 0.075%～ 0.221%。木犀草苷也是新疆特有药材青兰中治疗支气管炎的主要有效成分。文献记载，木犀草苷有较强的呼吸道杀菌作用，还有降低胆固醇、增强毛细血管舒张的作用。

木犀草苷，又称木犀草素 -7-O- 葡萄糖苷、青兰苷；英文名 Cynaroside，分子量 448.38；化学结构如图 2-29 所示。其微溶于水、甲醇、乙醇，可溶于热水、热甲醇及乙醇。

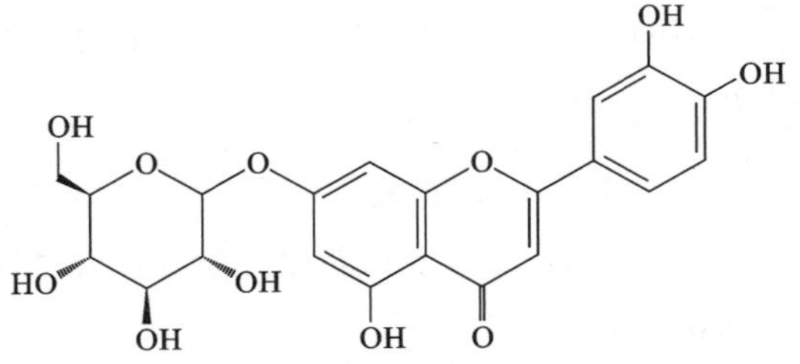

图 2-29　木犀草苷的化学结构

4.1　木犀草苷对口腔溃疡愈合的促进作用

使用昆明小鼠作为实验动物，利用化学物刺激其口腔黏膜，造成伤害后接种白色念珠菌，使其舌部出现溃疡。然后将 50 μL 含有一定浓度木犀草苷的软凝胶涂抹在溃疡处进行治疗，每日给药 1 次，连续给药 7 日，观察昆明小鼠口腔溃疡的愈合情况。采用市售的西瓜霜作为阳性对照同样给药，每次给药量与给药浓度均与木犀草苷相同。阴性对照不做任何处理。

观察发现，口腔溃疡初期，昆明小鼠的舌背溃烂红肿，覆盖白色发黄的伪膜，这说明造模成功。在给药结束后，木犀草苷组口腔溃疡愈合率为 85.7%，每日 1 次给药的西瓜霜组口腔溃疡愈合率为 42.9%，阴性对照组口腔溃疡愈合率为 28.6%。木犀草苷的效果显著优于西瓜霜（图 2-30）。

4.2　木犀草苷对口腔黏膜细胞生长的影响

从昆明小鼠的口腔组织中，获取口腔黏膜成纤维细胞和上皮细胞进行体外人工培养。实验过程中用细菌来源的脂多糖 (LPS) 诱发细胞的炎症状态，作为阴性对照；没有任何处理也没有给药的细胞作为空白对照，检验木犀草苷对细胞的生长和功能是否有恢复作用。

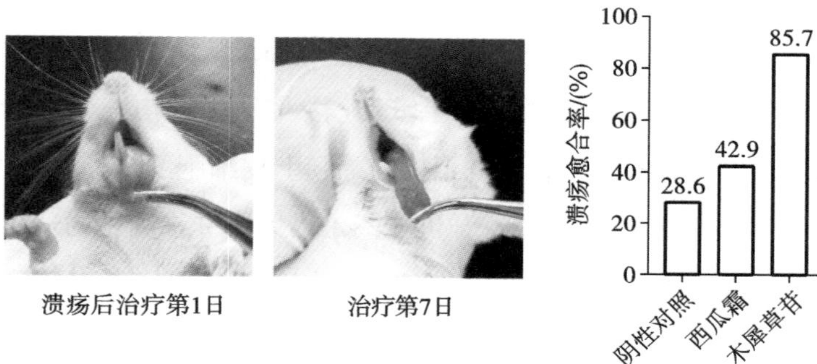

图 2-30　木犀草苷对昆明小鼠口腔溃疡愈合的促进作用

通过 CCK8 法确定木犀草苷和西瓜霜对口腔黏膜成纤维细胞的最适作用浓度，使用最适作用浓度的木犀草苷对成纤维细胞连续培养 3 日，从图 2–31 中可以看出，木犀草苷对于成纤维细胞没有显著的促进生长作用，但也不影响其正常生长。

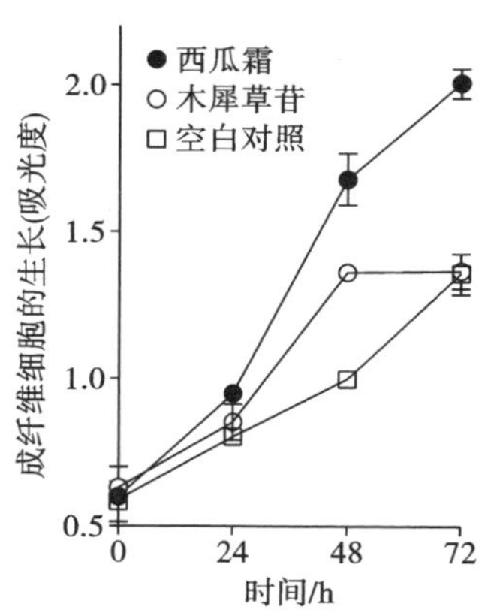

图 2-31　木犀草苷对昆明小鼠口腔黏膜成纤维细胞生长的影响

4.3 木犀草苷对口腔黏膜细胞迁移的影响

与前述实验方法相似，检测炎症状态下口腔黏膜细胞的迁移能力是否受到木犀草苷的影响（图 2–32）。研究结果显示，木犀草苷对口腔黏膜成纤维细胞的迁移没有促进作用，但木犀草苷在24 h的时候显著促进了口腔黏膜上皮细胞的迁移。因此，在口腔黏膜愈合中，木犀草苷可能不是借助成纤维细胞的迁移，而是通过促进上皮细胞的迁移来发挥作用。

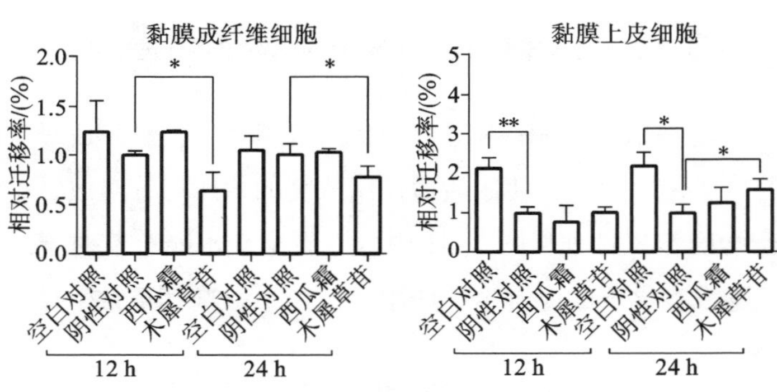

图 2-32 木犀草苷对昆明小鼠口腔黏膜细胞迁移的影响

4.4 木犀草苷对口腔黏膜细胞合成胶原的影响

黏膜修复过程中，成纤维细胞分泌的胶原可以有效地覆盖伤口。体外培养的口腔黏膜成纤维细胞，经过 LPS 诱导炎症反应后，合成和分泌的胶原没有明显增加，但是木犀草苷可以显著促进成纤维细胞内的Ⅰ型和Ⅲ型胶原的基因转录上调，以及促进细胞分泌的胶原量。为进一步检验这一效果，在原有 LPS 诱导炎症的基础上，增加多种抑制剂的处理实验。LY2109761 是作用于 TGF-β 的Ⅰ型和Ⅱ型受体 (TGF-βRⅠ/Ⅱ) 的抑制剂，发现木犀草苷可以显著调节它的作用效果。经过 LY2109761 处理后，细胞培养液中羟脯氨酸的含量显著降低，说明分泌的胶原量显著减少了。而加入木犀草苷则可以显著抵消这种降低，说明虽然木犀草苷没有直接增加细胞内 TGF-β 的转录，但可以增强 TGF-β 受体的活性，通过这一信号通路促进成纤维细胞合成和分泌胶原，进而促进溃疡愈合（图 2-33）。

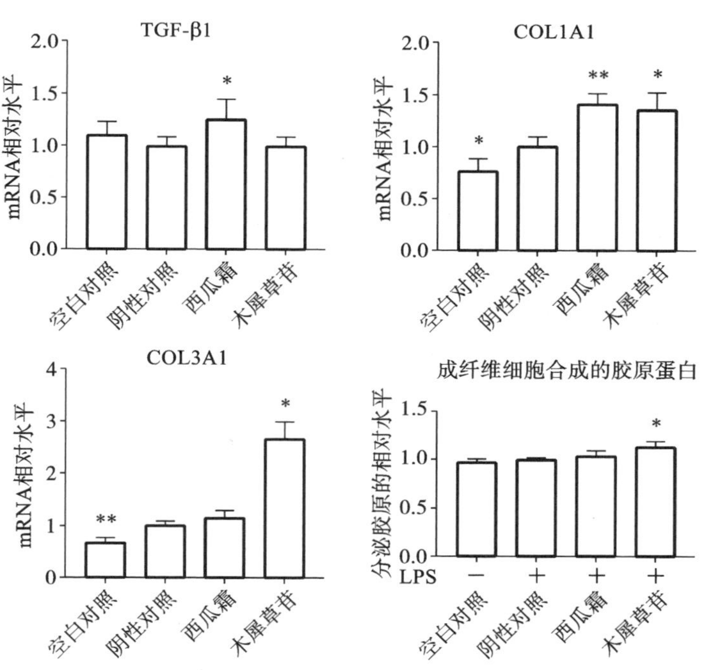

图 2-33　木犀草苷对昆明小鼠口腔黏膜细胞胶原合成的影响

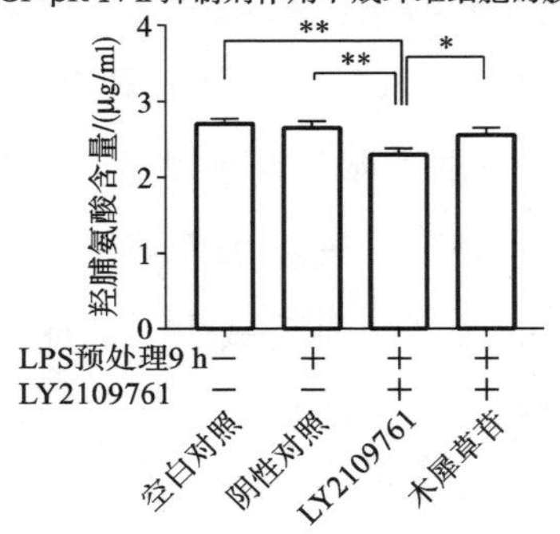

续图 2-33

基质金属蛋白酶 (MMP) 与其抑制物 (TIMP) 的平衡参与调控了细胞外基质 (ECM)，包括胶原的降解和沉积，在皮肤创伤愈合中发挥重要作用。胶原的适当降解，有利于细胞向伤口部位的迁移以帮助修复，因而胶原的合成与降解需要达到动态平衡。木犀草苷显著地抑制了口腔黏膜成纤维细胞中 MMP-9 和 MMP-13 的基因转录，并且提高了两种金属基质蛋白酶的抑制物 TIMP-1 和 TIMP-2 的基因转录，进一步说明木犀草苷可以减少胶原的降解（图 2-34）。

TGF-β 主要下游信号通路之一包括 Smad 通路、Smad2、Smad3 与 Smad7 的相互协调，从而调控下游基因的表达，其中就有胶原的合成。细胞内信号分子 STAT3 参与细胞迁移和胶原合成，STAT 在磷酸化后移位到细胞核中，启动靶基因的转录。在体外培养的口腔黏膜成纤维细胞中，对多种蛋白进行 Western Blotting 鉴定，发现木犀草苷可以显著增加 Smad2 和 Smad3 的表达量，并且提高有活性的磷酸化 STAT3 的含量。结合木犀草苷可以解除对 TGF-βRⅠ/Ⅱ活性抑制的实验结果，

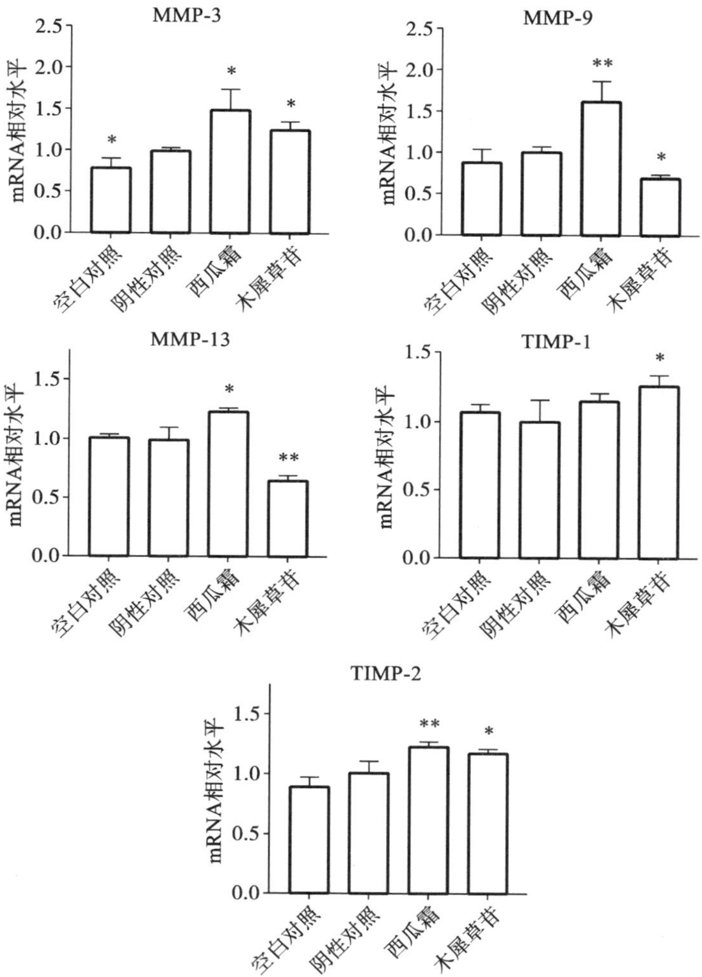

图 2-34　木犀草苷对昆明小鼠口腔黏膜细胞胶原降解相关蛋白基因转录的影响

说明木犀草苷可能通过 TGF-β—Smad2/Smad3 途径促进细胞合成胶原，并且通过激活 STAT3 来促进胶原分泌，从而促进溃疡修复（图 2-35）。

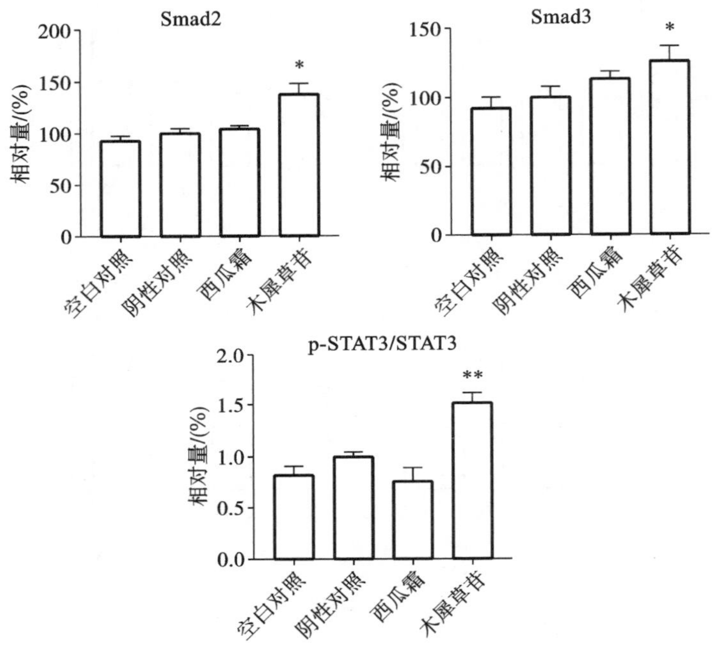

图 2-35　木犀草苷对昆明小鼠口腔黏膜细胞 Smad2/Smad3 蛋白表达的影响

4.5　木犀草苷对口腔黏膜细胞炎症反应的抑制作用

使用 LPS 诱导成纤维细胞的炎症反应后，木犀草苷对细胞膜上受体 TLR2 的转录有显著抑制作用，并且降低了促炎因子(CXCL2、CXCL10、IL-10 和 IL-6) 的基因转录，说明木犀草苷可以降低成纤维细胞的炎症反应（图 2-36）。

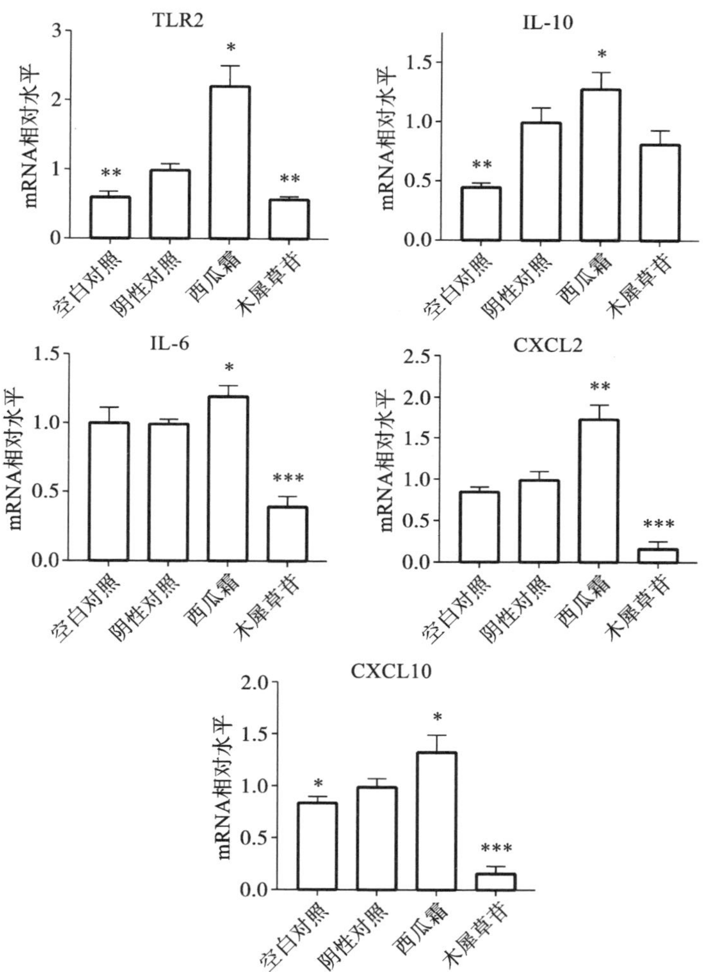

图 2-36　木犀草苷对昆明小鼠口腔黏膜细胞炎症相关因子基因转录的影响

4.6　木犀草苷对巨噬细胞生长的影响

采用 CCK8 法测试细胞活力，确定木犀草苷对昆明小鼠巨噬细胞系 RAW264.7 的最适作用浓度。木犀草苷在 48 h 和 72

h 显著促进了巨噬细胞生长（图 2-37）。

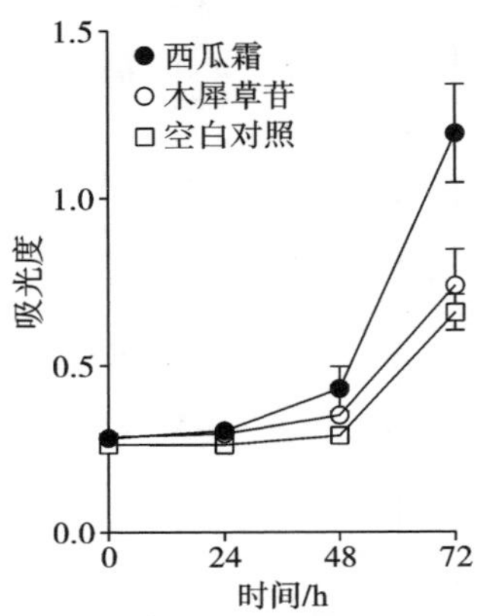

图 2-37　木犀草苷对昆明小鼠巨噬细胞生长的影响

4.7　木犀草苷对巨噬细胞极化的影响

根据表型和功能，巨噬细胞可以分为 M1(促炎，经典激活的巨噬细胞) 和 M2(免疫调节和组织修复，交替激活的巨噬细胞) 两种主要类型,极化是指向哪种类型激活。经过 LPS 处理后，在 M1 型标志物中,木犀草苷显著降低了 IL-6 的基因转录水平，提高了诱导型 NO 合成酶（NOS2）的基因转录水平，对其他 M1 型标志物影响不大；对 M2 型标志物，木犀草苷则显著提高了 CD206 和 Arg1 的基因转录水平。

M2 型巨噬细胞具有重构细胞外基质和合成多种细胞因子和生长因子的能力，可以促进组织重构。在组织重建过程中，M2 型巨噬细胞的缺乏将导致伤口愈合延迟。尽管组织修复过程是由创伤部位多种类型的细胞协调完成的，但巨噬细胞参与了创伤修复反应的所有阶段。西瓜霜尽管没有明显促进巨噬细胞的 M2 型极化标志物增加，但是显著下调了多个 M1 型极化标志物，并且显著增强了巨噬细胞的生长，因而其促进口腔溃疡愈合的作用也可能是通过调节巨噬细胞的活性，从而促进伤口愈合有关。因而总体上看，木犀草苷促进了巨噬细胞的 M2 型极化和生长，降低了巨噬细胞的炎症反应，从另一方面促进了伤口愈合（图 2-38）。

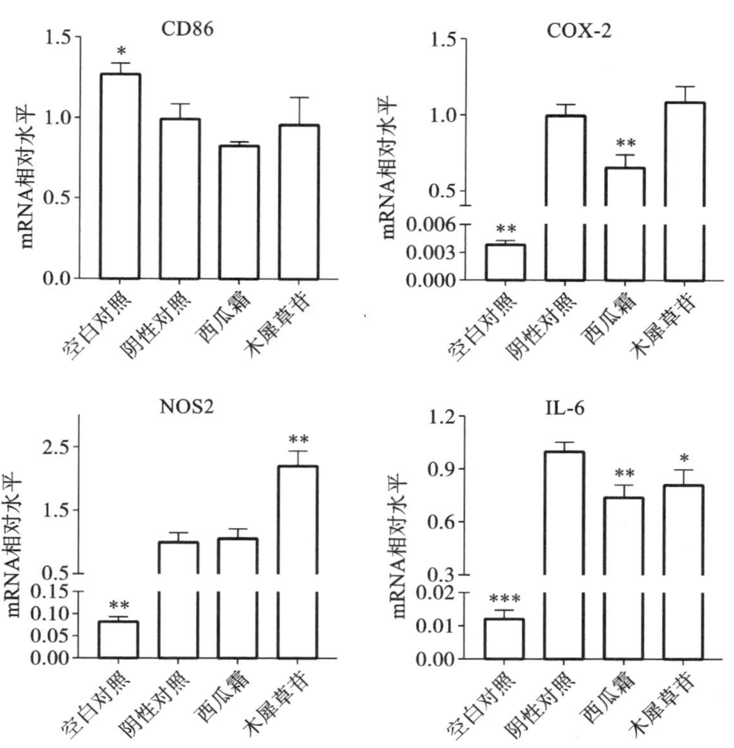

图 2-38 木犀草苷对昆明小鼠巨噬细胞 M1 和 M2 型标志物的影响

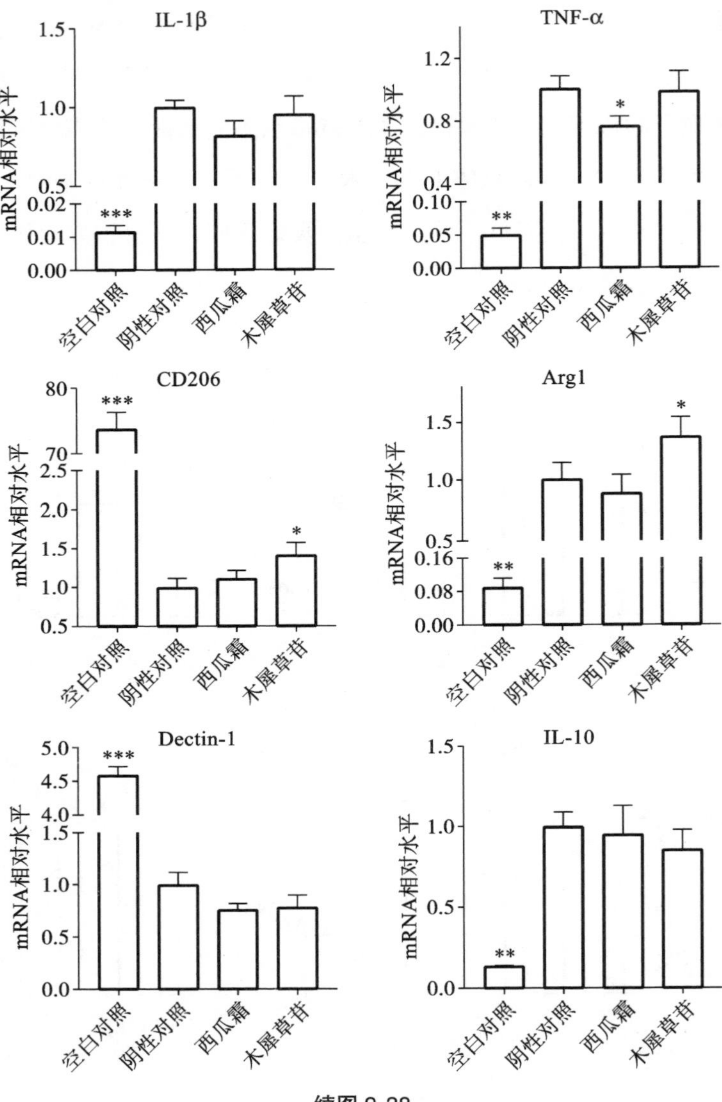

续图 2-38

诱导型一氧化氮(NO)合成酶(NOS2)是巨噬细胞M1型极化的标志物，机体组织会在被病原菌感染后，通过NOS2

催化生成 NO，其在细菌感染的宿主防御过程中起重要作用。生成的 NO 与 $\cdot O_2^-$ 结合后进一步氧化成 $\cdot NO_2^-$ 和 $\cdot NO_3^-$，共同构成具有杀菌活性的活性氮中介物，可以对抗或杀死多种入侵的病原体。但是 NO 浓度过高可导致核酸、蛋白质及脂类等生物分子的氧化增强，加强炎症反应造成的损伤。NO 也是一种活性很高的信号分子，能够透过细胞膜进入细胞内部调节多种细胞内活动。我们的研究发现，LPS 诱导昆明小鼠巨噬细胞的炎症反应后，NO 的分泌显著增加，而且木犀草苷则更显著促进了 NO 的分泌，这也与 NOS2 的转录水平提高相对应。提高的 NO 分泌量可以更好地帮助机体抵御病原体，例如，口腔溃疡部位的白色念珠菌。然而，木犀草苷并没有单纯地促进巨噬细胞向促炎性的 M1 型极化，这说明巨噬细胞并没有过度地对炎症做出反应，这种适度的控制也可以避免溃疡部位的机体细胞受到 NO 等炎症介质的过度伤害（图 2-39）。

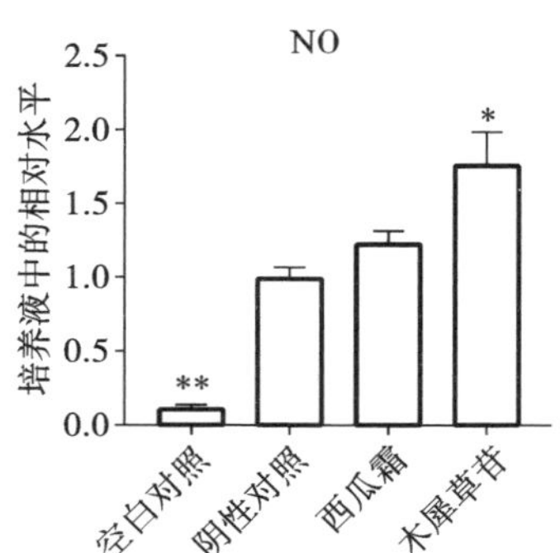

图 2-39　木犀草苷对昆明小鼠巨噬细胞 NO 分泌量的影响

4.8　木犀草苷的作用小结

木犀草苷明显促进了实验动物的口腔溃疡愈合，效果优于同等给药剂量的西瓜霜。它可能的作用机制：一方面通过

TGF-β—Smad2/Smad3 途径促进细胞合成胶原，并且通过提高 STAT3 的激活来促进胶原分泌，促进溃疡修复；另一方面，适度促进了巨噬细胞的生长和 M2 型极化，即产生 NO 来抵御病原体，促进伤口愈合，又避免溃疡部位的机体细胞受到炎症介质的过度伤害。

5 绿原酸的药理作用

绿原酸是金银花的主要活性成分之一，研究表明，绿原酸、异绿原酸 C、木犀草苷在山东产金银花样品中含量普遍较高。包括绿原酸在内的金银花中酚酸类成分，具有较强的抗炎、止血、抗氧化作用。金银花经炒制和炭制后性状改变明显，寒性降低，并且具涩味，有止血作用，多用于血痢、崩漏，亦可用于吐血、衄血(鼻孔出血)。经炒制、炭制后，绿原酸和 3,5-O-二咖啡酰奎宁酸含量均显著下降。文献报道，金银花炒炭制品的凉血作用较生品弱，止血作用强于生品。现代研究发现，在仔猪和肉鸡的饲养过程中，添加绿原酸可以显著增强其免疫力和体内的抗氧化功能。

绿原酸，英文名 Chlorogenic acid，化学式为 $C_{16}H_{18}O_9$，分子量为 354.3；化学结构如图 2-40 所示。其在 25℃水中的溶解度为 4%，在热水中溶解度更大，易溶于乙醇及丙酮。

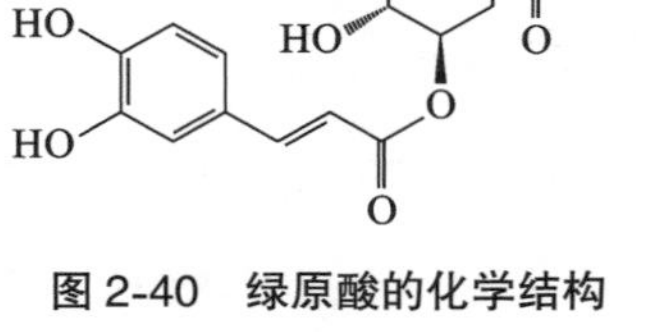

图 2-40 绿原酸的化学结构

5.1 绿原酸对口腔溃疡愈合的促进作用

与前述实验方法相似，使用昆明小鼠作为实验动物，利用化学物刺激昆明小鼠的口腔黏膜,造成伤害后接种白色念珠菌,使昆明小鼠的舌部出现溃疡。然后将 50 μL 含有一定浓度绿原酸的软凝胶涂抹在溃疡处进行治疗，每日给药 3 次，连续给药 7 日，观察昆明小鼠口腔溃疡的愈合情况。采用市售的西瓜霜作为阳性对照同样给药，每次给药量与给药浓度均与绿原酸相同。阴性对照组不给药。

观察发现，口腔溃疡初期，昆明小鼠的舌背溃烂红肿，覆盖白色发黄的伪膜，这说明造模成功。在给药结束后，绿原酸组口腔溃疡愈合率为 100%，每日 3 次给药的西瓜霜组口腔溃疡愈合率为 71.4%，阴性对照组口腔溃疡愈合率为 28.6%。绿原酸的效果显著优于西瓜霜（图 2-41）。

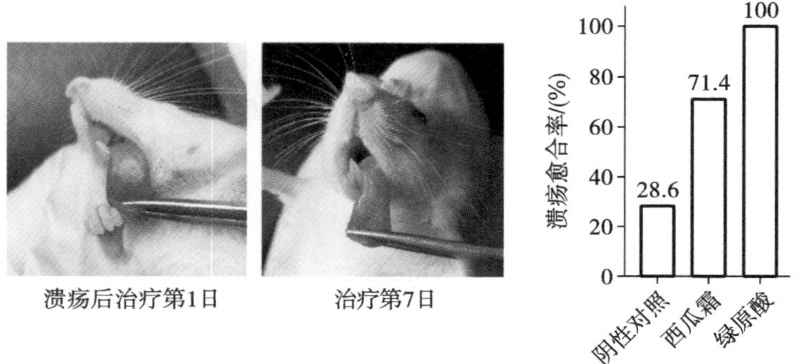

图 2-41 绿原酸对昆明小鼠口腔溃疡愈合的促进作用

5.2　绿原酸对口腔黏膜成纤维细胞生长的影响

从昆明小鼠的口腔组织中，获取口腔黏膜成纤维细胞和上皮细胞进行体外人工培养。实验过程中用细菌来源的脂多糖(LPS) 诱发细胞的炎症状态，作为阴性对照；没有任何处理也没有给药的细胞作为空白对照。检验绿原酸对细胞的生长和功能有没有恢复作用。

通过 CCK8 法选择绿原酸和西瓜霜对成纤维细胞的最适作用浓度，分别是 50 μmol/L 和 25 μg/mL。使用最适作用浓度的绿原酸对成纤维细胞连续培养 3 日，从图 2-42 中可以看出，绿原酸对成纤维细胞有明显的促进生长作用。

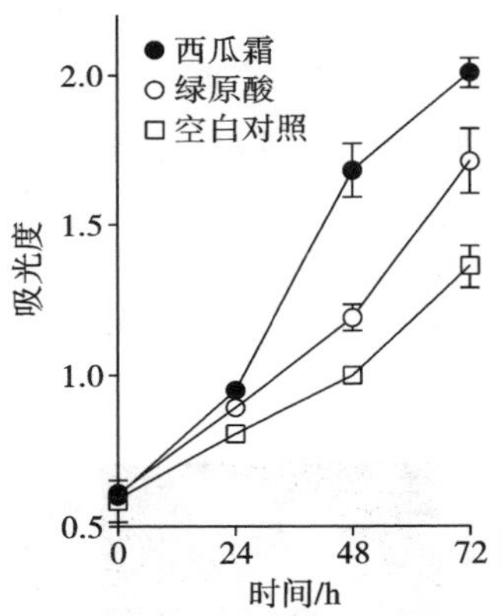

图 2-42　绿原酸对昆明小鼠口腔黏膜成纤维细胞生长的作用

5.3　绿原酸对口腔黏膜细胞迁移的影响

与前述实验方法相似，检测炎症状态下口腔黏膜细胞的迁移能力是否受绿原酸的影响。研究结果显示，不管是口腔黏膜成纤维细胞，还是口腔黏膜上皮细胞，绿原酸对它们的迁移都没有促进作用，见图 2–43。因此，在口腔黏膜愈合中，绿原酸可能没有通过影响口腔黏膜细胞的迁移来发挥作用。

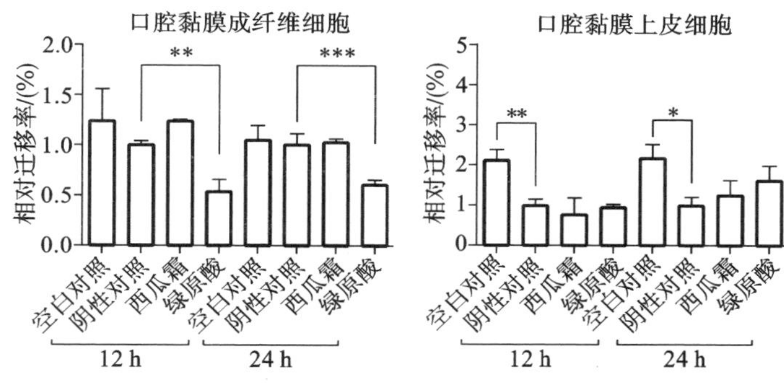

图 2-43 绿原酸对昆明小鼠口腔黏膜细胞迁移的影响

对口腔黏膜细胞中与细胞迁移相关的基质金属蛋白酶(MMP) 进行测定，发现绿原酸显著降低了 MMP-9 和 MMP-13 的转录（图 2-44），说明绿原酸可能降低了胞外基质的降解。

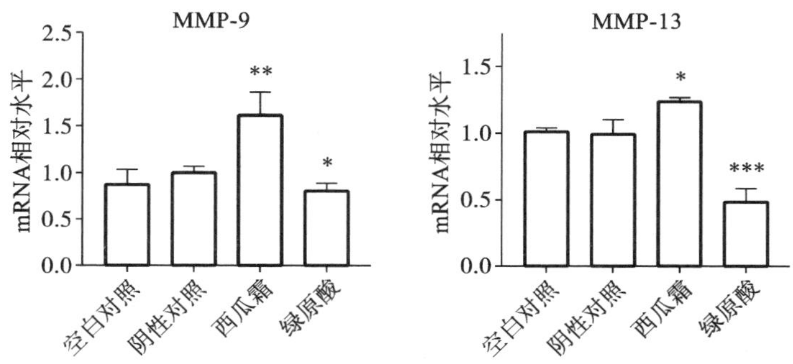

图 2-44 绿原酸对昆明小鼠口腔黏膜细胞 MMP-9、MMP-13 转录的影响

5.4 绿原酸对口腔黏膜成纤维细胞胶原合成的影响

由图 2-45 可知，绿原酸没有促进胶原的分泌。LY2109761 作为细胞膜上 TGF-β 受体的抑制剂，加入细胞培养基后，可以显著降低胶原的分泌。而绿原酸的加入，没有增加胶原的含

量，说明它不能消除这种抑制效果，即绿原酸不能通过 TGF-β 来促进成纤维细胞胶原的分泌（图 2-45）。

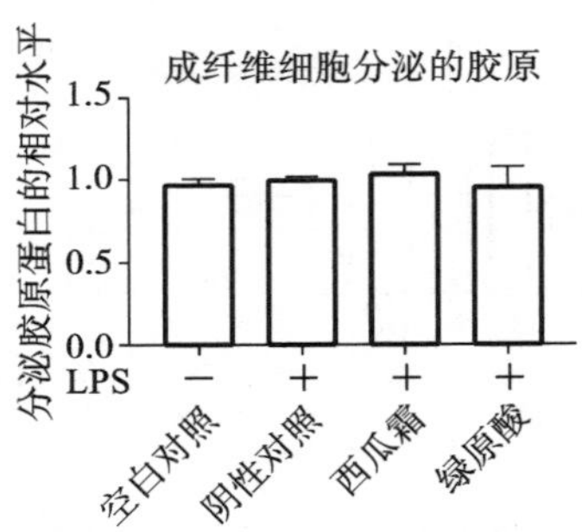

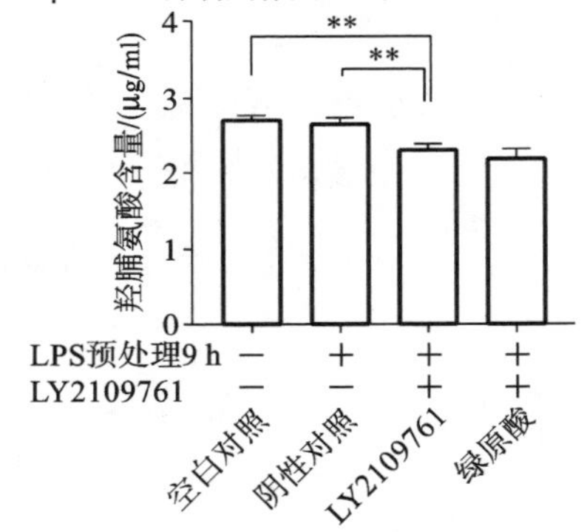

图 2-45　绿原酸对昆明小鼠口腔黏膜细胞成纤维胶原合成的影响

5.5　绿原酸对口腔黏膜细胞炎症反应的影响

实验中，口腔黏膜成纤维细胞受到 LPS 刺激后，细胞膜上的受体 TLR2 的转录有显著抑制作用，并且降低了促炎因子 (CXCL2、CXCL10 和 IL-6) 的基因转录，说明绿原酸可以降低成纤维细胞的炎症反应。虽然细胞膜上的受体 TLR4 的转录显著增强，但细胞中转录因子 NF-κB 的蛋白质表达量也显著增加，因此 TLR4/NF-κB 信号通路在黏膜成纤维细胞中，可能更多的是通过 NF-κB 启动了细胞的增殖与分化，而不是通过炎症反应（图 2-46）。

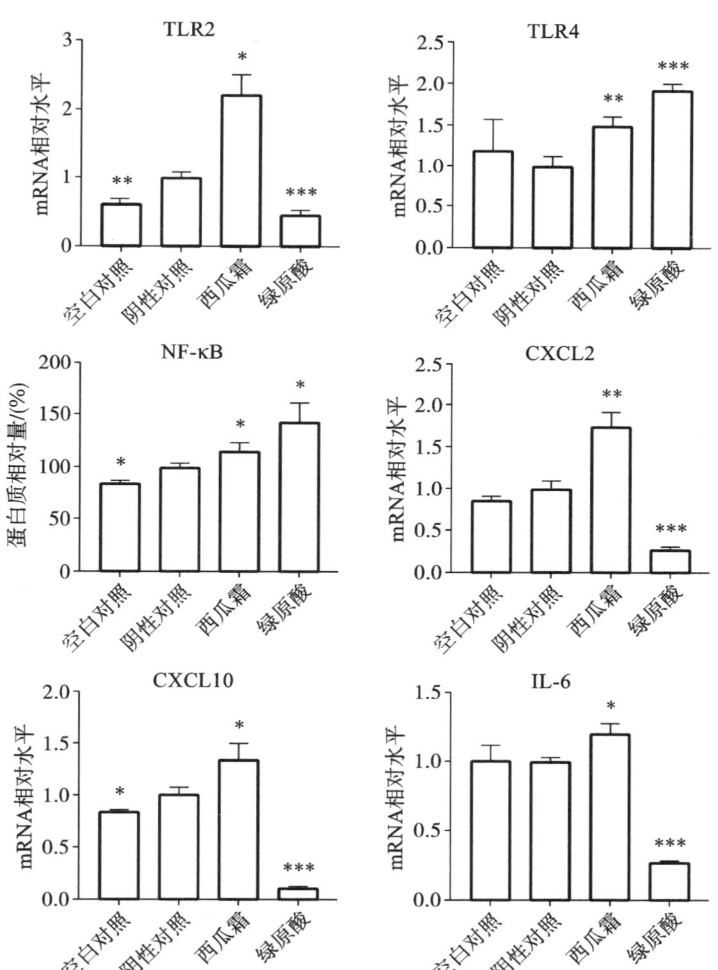

图 2-46　绿原酸对昆明小鼠口腔黏膜成纤维细胞 TLR2 和 TLR4 信号通路中相关因子的影响

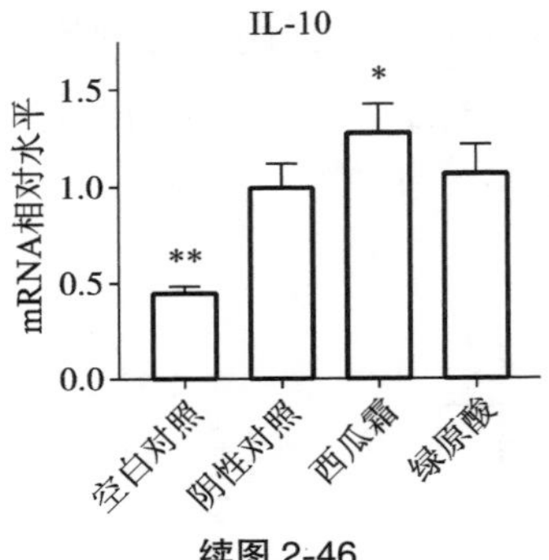

续图 2-46

TGF-β—Smad2/Smad3 信号通路在细胞中发挥重要的转录调控作用。有研究发现，昆明小鼠的 Smad2/Smad3 被抑制后，其发生了严重的炎症反应，这是因为 TGF-β—Smad2/Smad3 信号通路可以抑制 Th1 型细胞 (辅助性 T 细胞 1)，减少相应的促炎因子如 IL-1、IL-2、TNF-α 、TNF-β 和 IFN-γ 等的产生，从而抑制机体的炎症反应。研究发现，绿原酸一方面促进了 TGF-β 1、Smad2/Smad3 的基因转录以及 Smad2/Smad3 蛋白的表达，另一方面降低了 Smad7 的基因转录 (Smad7 抑制 Smad2/Smad3 的作用) (图 2-47)。因此，绿原酸可能通过 TGF-β—Smad2/Smad3 信号通路抑制了动物机体的炎症反应，从而起到

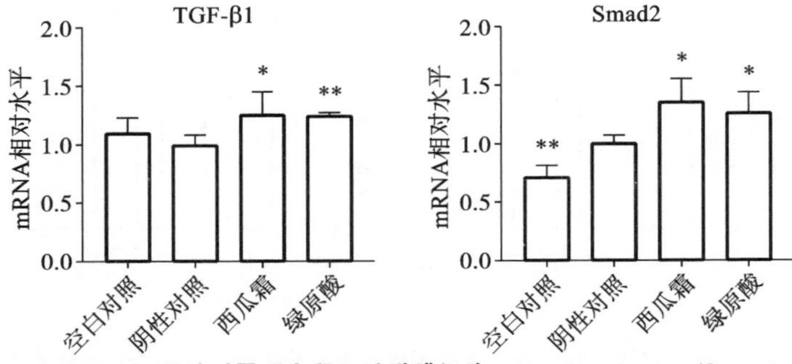

图 2-47　绿原酸对昆明小鼠口腔黏膜细胞 TGF-β—Smad2/Smad3 信号通路的影响

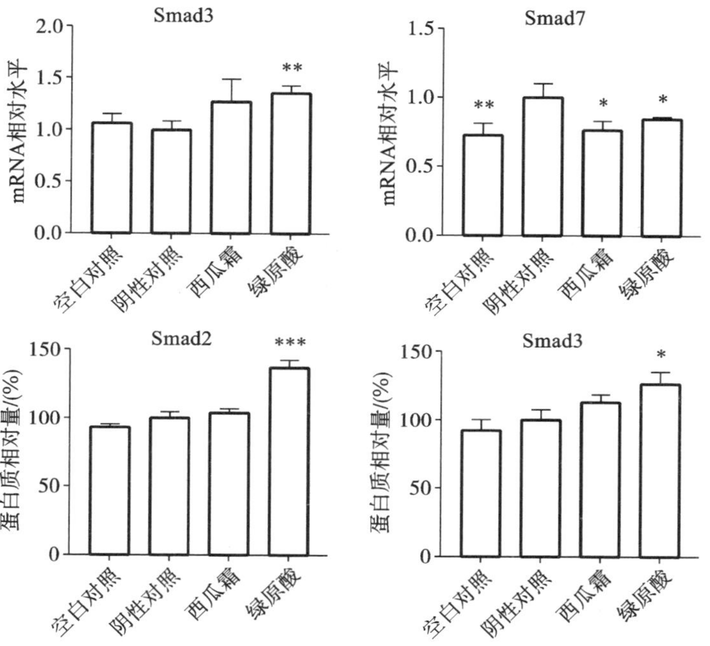

续图 2-47

加速溃疡愈合的作用。同样地，促炎因子 IL-6 的转录降低和抑炎因子 IL-10 的增加也可以体现这点（图 2–46）。

5.6 绿原酸对巨噬细胞的影响

绿原酸对巨噬细胞的生长有促进作用，在 48 h 和 72 h 内显著促进了巨噬细胞生长。在 LPS 的刺激下，绿原酸对于巨噬细胞的 M1 和 M2 型极化没有表现出明显的作用 (实验结果这里没有列出)。同样在 LPS 的刺激下，昆明小鼠巨噬细胞的 TLR2 和 TLR4 的基因转录与没有受到刺激的空白对照细胞相比也大幅度下降，然而绿原酸对此并没有表现出明显的影响。对于巨噬细胞 NF- κ B 蛋白的表达，绿原酸使其显著降低（图

2-48）。作为炎症反应的重要执行细胞，巨噬细胞的 NF-κB 表达降低，说明其炎症反应受到了抑制，因而绿原酸可以降低巨噬细胞炎症反应，从而促进伤口愈合。

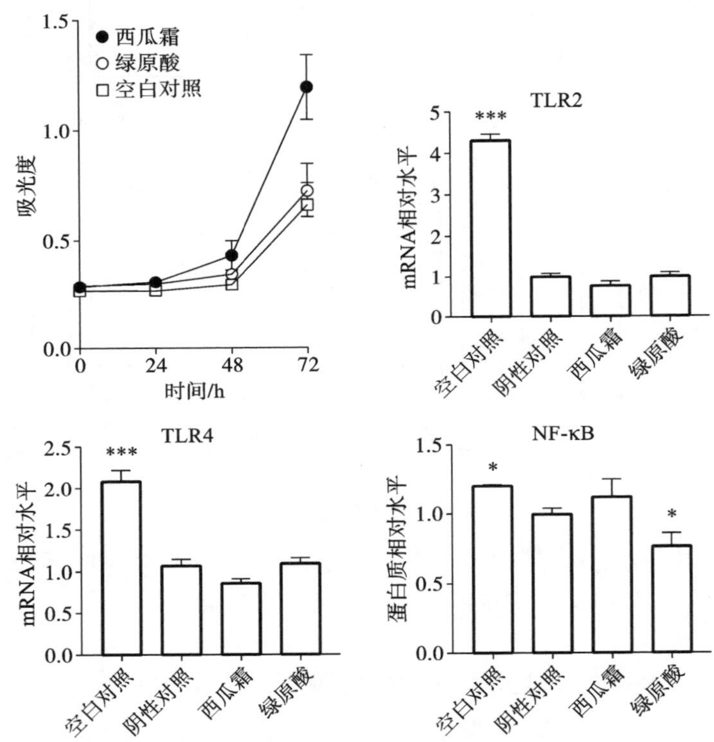

图 2-48　绿原酸对昆明小鼠巨噬细胞生长及 TLR2 和 TLR4 相关基因转录的影响

5.7　绿原酸的作用小结

绿原酸可以很好地促进昆明小鼠的口腔溃疡愈合，可能的作用机制：一方面促进成纤维细胞和巨噬细胞的增殖，另一方面通过 TGF-β—Smad2/Smad3 信号通路抑制了昆明小鼠机体的炎症反应，从而起到促进口腔溃疡愈合的作用。

第五节 积雪草

1 概述

积雪草，伞形科植物 (*Centella asiatica* (L.) Urb.)，中药材取其干燥全草，古医方中有称其为落得打，一般在夏、秋季采收，除去泥沙，晒干或阴干后药用。积雪草药材晒干后常卷缩成团状；根圆柱形，长 2 ～ 4 cm, 直径 1 ～ 1.5 mm; 表面浅黄色或灰黄色；茎细长弯曲，黄棕色，有细纵皱纹，节上常着生须状根；叶片多皱缩、破碎，完整者展平后呈近圆形或肾形，直径 1 ～ 4 cm; 灰绿色，边缘有粗钝齿；叶柄长 3 ～ 6 cm, 扭曲；气微，味淡。

积雪草植株（图 2-49）的叶柄较长，最长达 7 cm，因此其呈现状态多为扭曲状，外形与连钱草相似，易混淆。积雪草在每年 7 月前后开花，一个植株花蕊生出 3 ～ 6 朵紫红色无柄

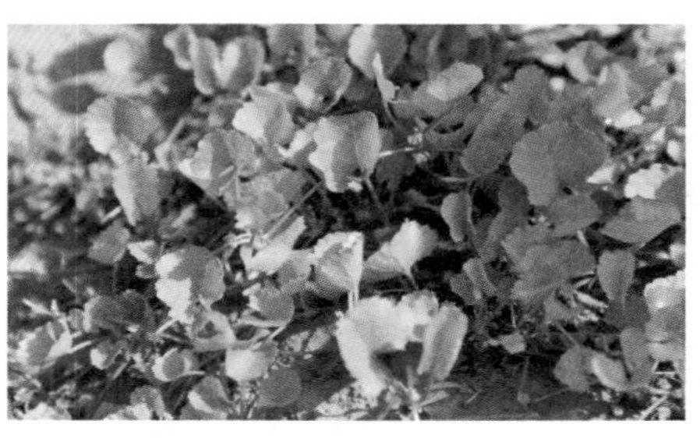

图 2-49 积雪草植株

小花，伞形花序腋生，短小，双悬果扁圆形，有明显隆起的纵棱及细网纹，果梗甚短。

积雪草植株为多年生匍匐草本，喜热、厌寒，主要产于热带和亚热带地区。全世界的积雪草有多种，我国只产 1 种，主要产地分布在南方地区，包括江苏、浙江、江西、福建、广东、广西、云南、四川等。积雪草多生于海拔 2 km 以下的水边、田间、沟旁等肥沃阴湿处，质地柔嫩、适口性好，可生食或作为凉茶饮用。东南亚、南亚及南美地区都将积雪草植株作为蔬菜食用。中医最早的本草著作《神农本草经》将其列为中品，具有清热利湿、解毒消肿、活血止血的功效。

2 中医对积雪草的认识

2.1 性味与归经

《中华人民共和国药典》(2020 年版)记载积雪草 :(味)苦、辛,(性)寒，归肝、脾、肾经。积雪草性寒，所以脾胃虚寒以及便溏的患者不可以多食，以免加重症状。在服用积雪草期间，饮食要尽量清淡，少吃或不吃辛辣刺激性的食物，以免影响积雪草整体的药效。

2.2 功效与主治

《中华人民共和国药典》(2020 年版)记载积雪草：清热利湿，解毒消肿。用于湿热黄疸，中暑腹泻，石淋血淋，痈肿疮毒，跌扑损伤。《神农本草经》记载积雪草：主大热，恶疮痈疽，浸淫，赤熛，皮肤赤，身热。《本草拾遗》(唐代，陈藏器)记载积雪草：主暴热，小儿丹毒，寒热，腹内热结。并提出“捣绞汁服之”的鲜药用则。《日华子诸家本草》更是提出“以盐挪贴，消肿毒并风疹疥癣”的外治法。《本草求原》记载积雪草：除热毒，治白浊，浸疳疮，理小肠气。可见古人对积雪草的认识多着重在其清湿热、消肿痛及治疗皮肤病上。

3　积雪草的现代研究

现代药理研究表明，积雪草具有抗纤维化、促进伤口愈合、抑制瘢痕增生、修复皮肤损伤、改善肝、肺、肾损伤等多种功效。积雪草幼芽的水提取物有抗菌作用，能降低兔及大鼠离体回肠的张力及收缩幅度，并能对抗乙酰胆碱所致的回肠痉挛。

3.1　化学成分

积雪草全草的主要化学成分包括三萜类、挥发油类、多炔烯烃类、黄酮类等，其中以三萜类化合物居多。《中华人民共和国药典》(2020 年版)规定，按干燥品计算，药材中含积雪草苷和羟基积雪草苷的总量不得少于 0.80%。

积雪草含有的黄酮类成分主要是槲皮素、山奈酚、山奈酚 -3- 葡萄糖苷、槲皮素 -3- 葡萄糖苷、槲皮素 -7- 葡萄糖苷等。积雪草的挥发油类成分复杂，主要包括 α- 葎草烯、β- 石竹烯、双环吉马烯、月桂烯等，具有较好的抗抑郁、抗菌等药理活性。

积雪草的多炔烯烃类能诱导淋巴癌细胞凋亡。在积雪草中还发现了维生素 B_1、谷氨酸、天冬氨酸等，另外，还含有生物碱、长链脂肪酸、鞣质等成分。积雪草三萜提取物具有促进伤口愈合、抑制瘢痕增生、减缓癌症恶化、抗抑郁等作用。

然而，积雪草是重金属镉的超富集植物，在作为药物及食用时需要注意。

3.2 口腔护理应用

上海市名中医夏翔教授将积雪草用于复发性口腔溃疡，认为其清热解毒和修复黏膜的功效可有效缩短口腔黏膜修复时间，避免溃疡复发。

4 积雪草苷的药理作用

积雪草苷作为积雪草中有效成分的代表，不同来源的积雪草药材中积雪草苷的含量从 0.48%～1.17%不等，以广西柳州和广东湛江的含量最高，而来自印度尼西亚的积雪草药材中积雪草苷含量较低。文献记载，积雪草苷可以调节 TGF-β—Smad 信号通路，具有促进伤口愈合、抗瘢痕、抗氧化、抗炎、抗溃疡、抗肺纤维化等功效，多用于外伤、手术创伤、烧伤、疤痕疙瘩及硬皮病。

积雪草苷属于五环三萜类化合物，英文名 Asiaticoside，分子量 959.12，分子式 $C_{48}H_{78}O_{19}$，化学结构如图 2-50 所示。纯品为白色针状结晶，无臭，味苦，稍具有吸湿性；在水、乙醇中易溶，在乙醚、氯仿中不溶。

图 2-50　积雪草苷的化学结构

4.1　积雪草苷对口腔溃疡愈合的促进作用

与前述实验方法相似，使用昆明小鼠作为实验动物，通过化学刺激造成其口腔黏膜受到伤害后接种白色念珠菌，使其舌部出现溃疡，每次给药 50 μL 含一定浓度积雪草苷的软凝胶，每日给药 3 次，采用市售的西瓜霜作阳性对照同样给药。阴性对照不给药。连续给药 7 日后观察昆明小鼠口腔溃疡的愈合情况（图 2-51）。

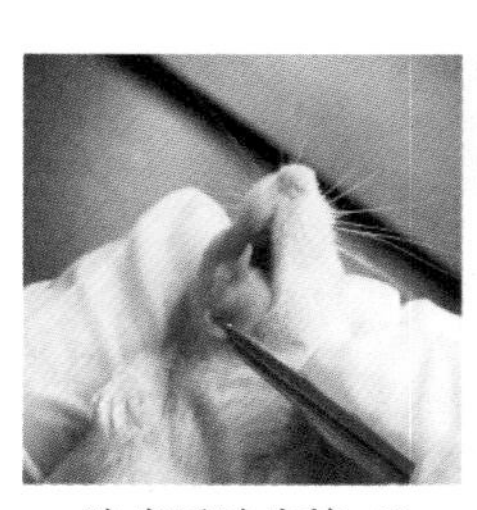

溃疡后治疗第1日

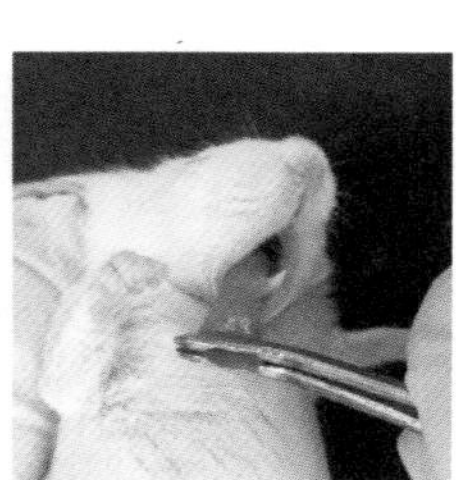

治疗第7日

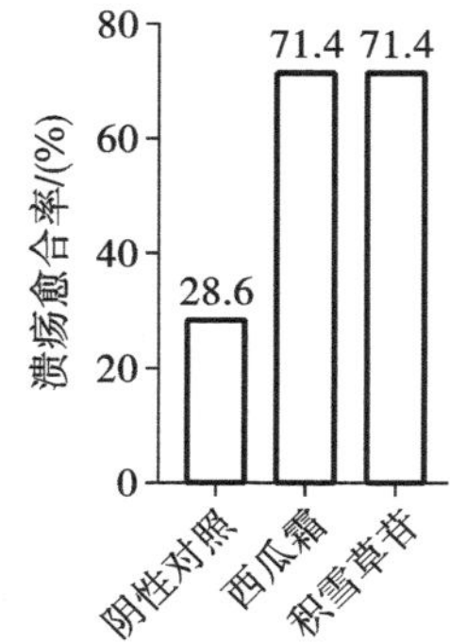

图 2-51　积雪草苷对昆明小鼠口腔溃疡愈合的促进作用

观察发现，口腔溃疡初期，昆明小鼠的舌背溃烂红肿，覆盖白色发黄的伪膜，这说明造模成功。在给药结束后，积雪草苷组口腔溃疡愈合率为71.4%，每日3次给药的西瓜霜组口腔溃疡愈合率为71.4%，阴性对照组口腔溃疡愈合率为28.6%。积雪草苷与同等剂量给药的西瓜霜效果持平。

4.2 积雪草苷对口腔黏膜细胞生长的影响

从昆明小鼠的口腔黏膜组织中，分离获取口腔黏膜成纤维细胞和上皮细胞，在体外人工培养的条件下，检测积雪草苷对细胞的作用。实验过程中用细菌来源的脂多糖 (LPS) 诱发细胞的炎症状态，作为阴性对照；没有任何处理也没有给药的细胞作为空白对照。检验积雪草苷对细胞的生长和功能。

通过 CCK8 法选择积雪草苷和西瓜霜分别对成纤维细胞和上皮细胞的最适作用浓度。从图 2-52 中可以看出，积雪草苷对成纤维细胞的生长有一定的促进作用。

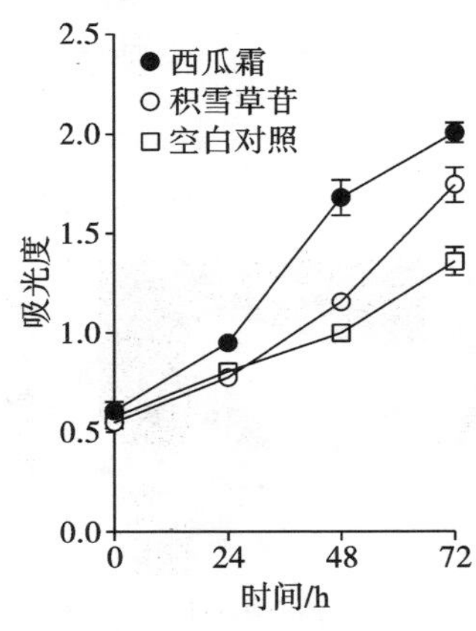

图 2-52　积雪草苷对昆明小鼠口腔黏膜成纤维细胞生长的作用

另外，检测了相关的细胞信号通路。受到 LPS 刺激后，口腔黏膜成纤维细胞表面的受体 TLR2 显著提高，而 TLR4 没有大的变化。继而用积雪草苷和 LPS 一起处理细胞，则发现 TLR2 显著降低，而 TLR4 显著提高，说明积雪草苷可以显著抑制 LPS 引起的 TLR2 激活，也可以激活 TLR4 通路，引起下游信号变化，如 ERK、JNK、NF-κB、p38 MAPK 等细胞内的表达量都出现增高，这些物质都与细胞的生长有关联，这也可以解释积雪草苷对成纤维细胞生长的促进作用（图 2-53）。

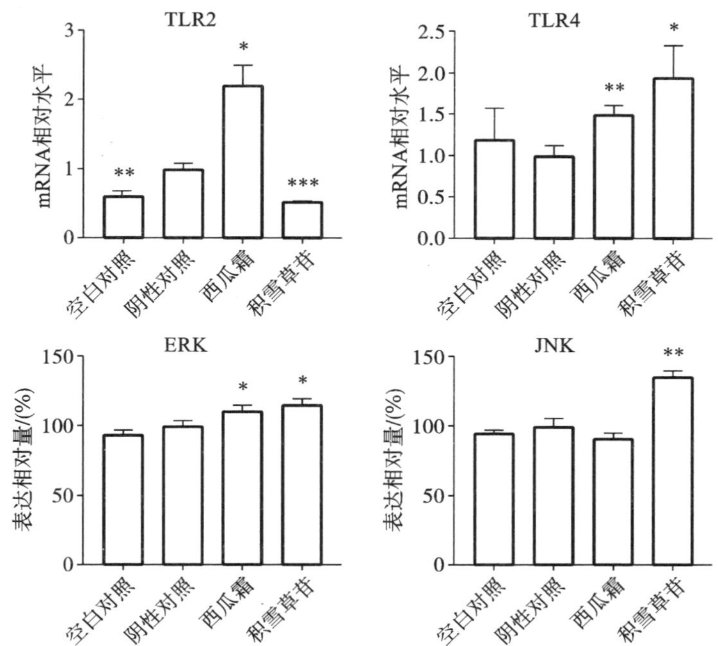

图 2-53　积雪草苷对昆明小鼠口腔黏膜成纤维细胞 TLR2 和 TLR4 及下游相关生长因子基因转录的影响

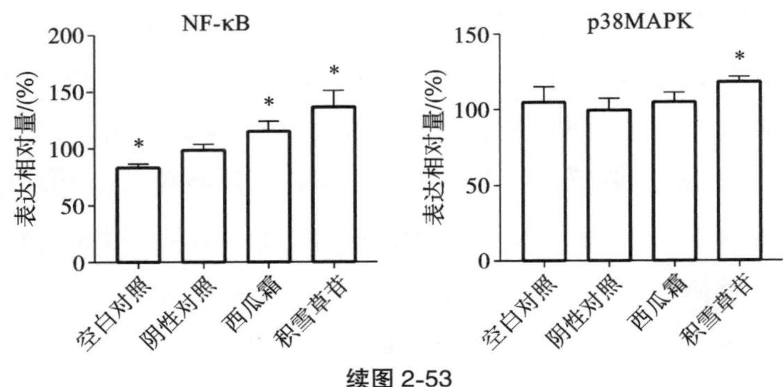

续图 2-53

4.3 积雪草苷对口腔黏膜细胞迁移的影响

与前述实验方法相似，检测炎症状态下口腔黏膜细胞的迁移能力是否受到积雪草苷的影响。研究结果显示，积雪草苷对口腔黏膜成纤维细胞的迁移没有促进作用。但积雪草苷在 24 h 时显著促进了上皮细胞的迁移 (图 2–54)。因此，积雪草苷可能通过促进口腔黏膜上皮细胞的迁移来促进口腔溃疡愈合。

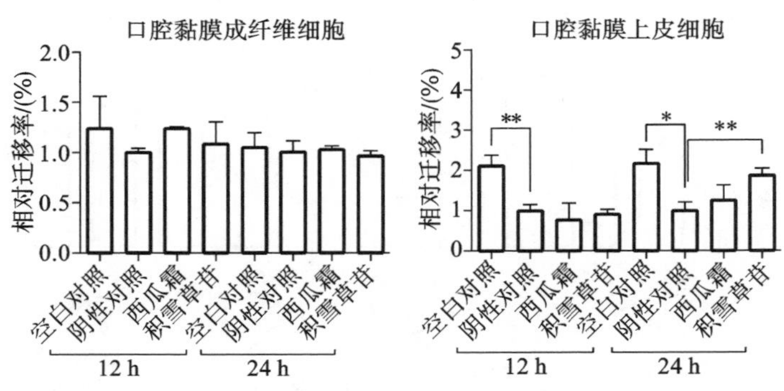

图 2-54　积雪草苷对昆明小鼠口腔黏膜细胞迁移的影响

4.4 积雪草苷对口腔黏膜细胞胶原合成的影响

在伤口部位的皮肤修复中，成纤维细胞分泌的胶原可以有效覆盖伤口，这一现象也发生在黏膜修复过程中。对于体外培养的口腔黏膜成纤维细胞，经过 LPS 诱导炎症反应后，虽然积雪草苷没有引起胶原分泌量的明显增加，但是可以显著促进细胞内的Ⅰ型和Ⅲ型胶原（COL1A1 和 COL3A1）的基因转录，说明其还具有促进胶原合成的潜力，积雪草苷对 TGF-β1 的转录提高，可能是激活胶原合成的原因（图 2-55）。

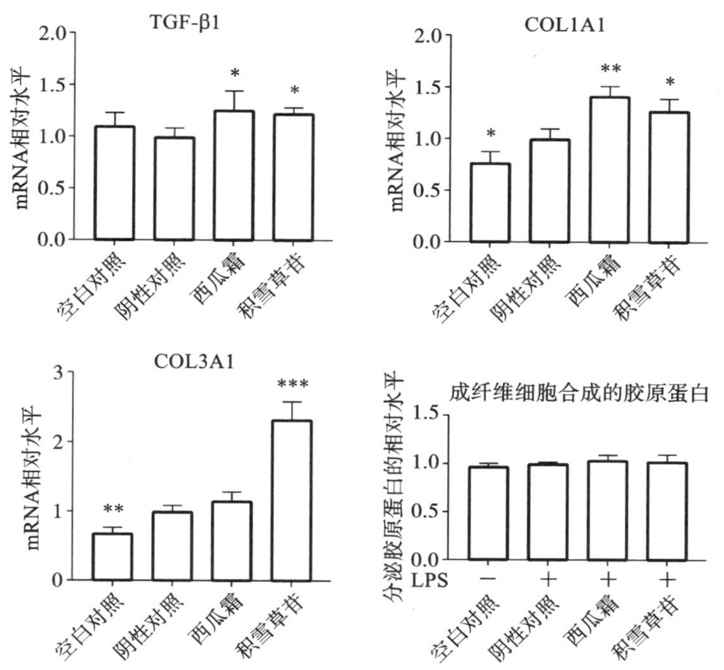

图 2-55 积雪草苷对昆明小鼠口腔黏膜细胞胶原合成及相关基因转录的影响

为进一步检验这一效果，在原有 LPS 诱导炎症的基础上，增加多种抑制剂的处理实验，其中 WP1066 抑制 STAT3 的磷酸化。细菌脂多糖（LPS）的处理不引起细胞培养液中羟脯氨酸的含量明显减少，而经过 WP1066 处理后，羟脯氨酸的含量显著降低，说明细胞分泌的胶原受到 WP1066 的严重影响。加入积雪草苷处理后，WP1066 降低的羟脯氨酸含量恢复到接近阴性对照组的水平。另外，通过 Western Blotting 检测了细胞内的 STAT3 和活化的磷酸化 STAT3 (p-STAT3) 的含量，积雪草苷显著提高了 p-STAT3 的含量。说明积雪草苷可以通过提高 STAT3 的激活来促进成纤维细胞合成和分泌胶原，促进溃疡修复（图 2-56）。

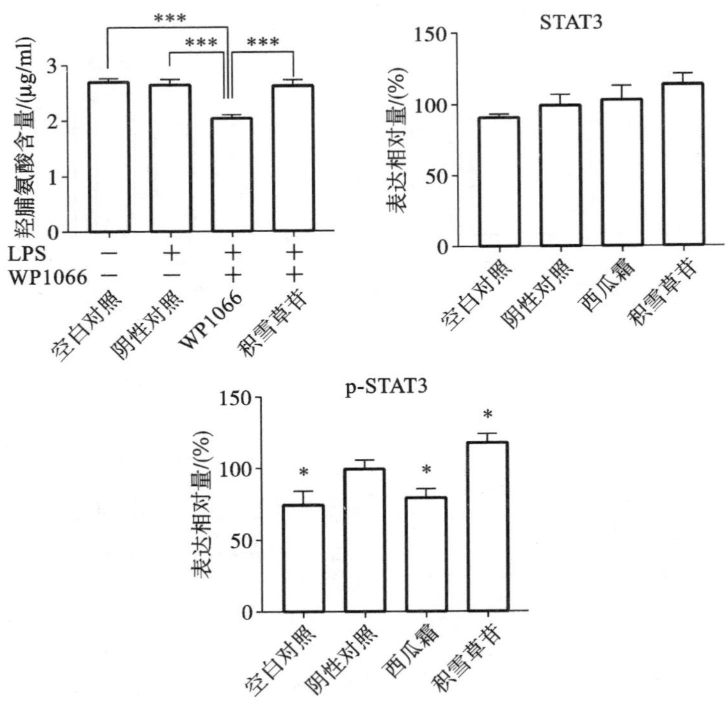

图 2-56　积雪草苷对昆明小鼠口腔黏膜细胞 STAT3 的激活及胶原合成的影响

有其他研究认为，TGF-β 信号通路和 STAT3 信号通路之间存在相互激活的作用。作为信号转导及转录激活蛋白，STAT3 的激活可以促进成纤维细胞合成胶原。研究中 TGF-β1 的转录增加，可能与 STAT3 的激活之间存在相互作用，进而共同促进胶原合成。

溃疡部位的愈合，有赖于成纤维细胞、上皮细胞等的迁移覆盖和增殖，同时也需要成纤维细胞分泌的胶原来覆盖创面。然而，胶原的适当降解，有利于细胞向伤口部位的迁移以帮助修复，因而胶原的合成与降解需要达到一个动态的平衡。与胶原降解相关的金属基质蛋白酶 (MMP) 中，积雪草苷显著地降低了黏膜成纤维细胞中 MMP-9 和 MMP-13 的基因转录，并且提高了两种金属基质蛋白酶的抑制物 TIMP-1 和 TIMP-2 的基因转录，说明积雪草苷可以减少胶原的降解（图 2-57）。

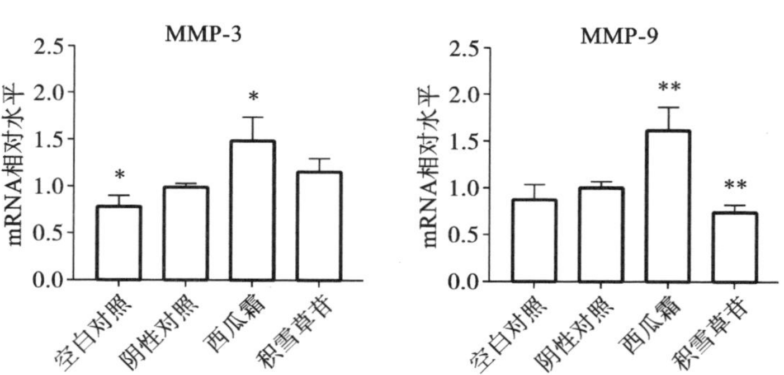

图 2-57　积雪草苷对昆明小鼠口腔黏膜细胞胶原分解相关基因转录的影响

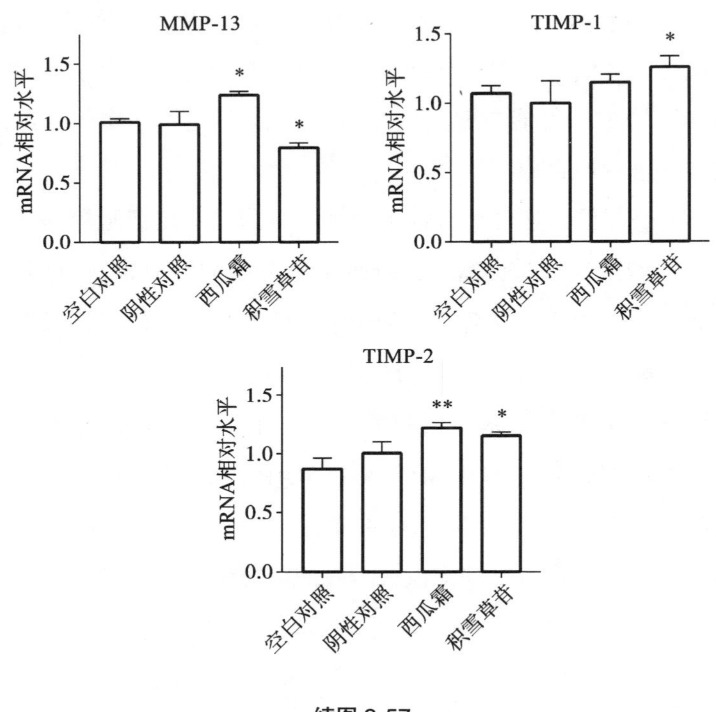

续图 2-57

4.5 积雪草苷对口腔黏膜成纤维细胞炎症反应的抑制作用

LPS 作为细菌细胞壁的组成成分，在体外实验中引起细胞的炎症状态，促使细胞合成分泌一些炎症因子和趋化因子，机体中适当的炎症反应可以增强机体免疫力。但是，过度的炎症反应往往造成机体损伤，延长溃疡的愈合时间。成纤维细胞被 LPS 诱发炎症状态后，积雪草苷降低了炎症因子 IL-6

和趋化因子 CXCL2、CXCL10 的合成，减少了白细胞在创口部位的聚集，从而降低炎症介质对组织的伤害（图 2-58）。

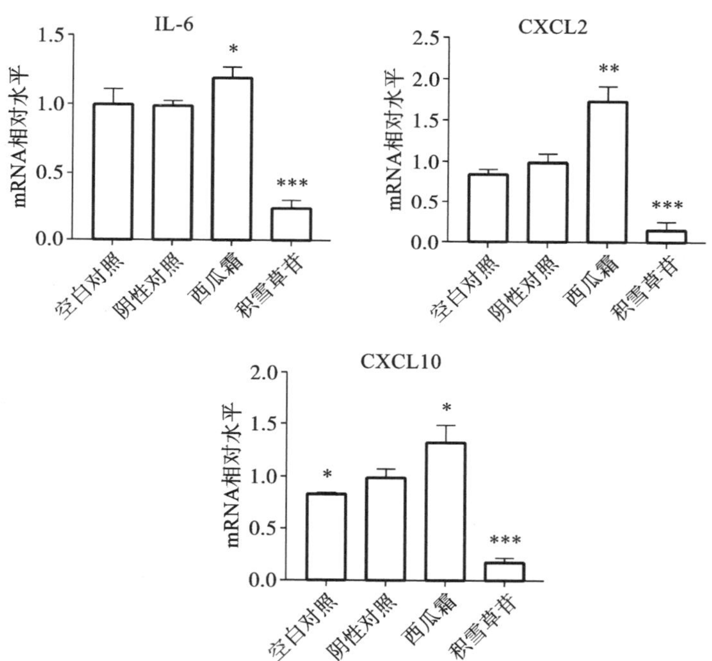

图 2-58 积雪草苷对昆明小鼠口腔黏膜成纤维细胞炎症因子的影响

4.6 积雪草苷对巨噬细胞生长的影响

巨噬细胞通过对细胞残片及病原体进行吞噬和消化来杀死侵入的病原体，并且激活其他免疫细胞对病原体做出反应，发挥着提高免疫力的重要效果；另外，巨噬细胞减少将导致伤口的愈合减慢。对于昆明小鼠巨噬细胞系 RAW264.7，根据 CCK8 法检测细胞活力实验的结果，分别选择 1.56 μmol/L

和 0.78 μg/mL 作为积雪草苷和西瓜霜的后续实验浓度。在此浓度下连续培养细胞 72 h，发现相对于没加样品的空白对照，积雪草苷和西瓜霜都可以促进 RAW264.7 细胞系的生长（图 2-59）。

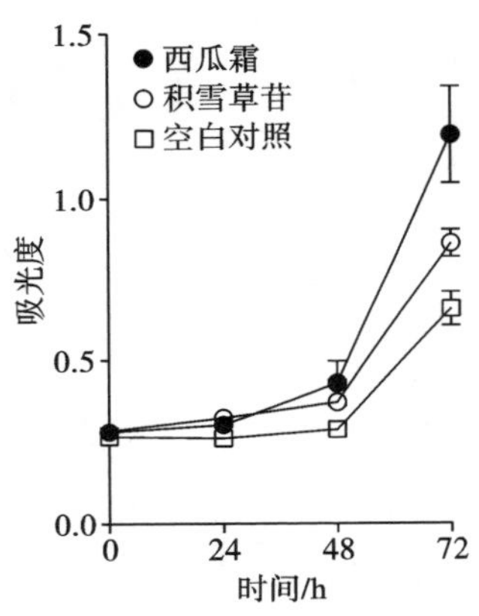

图 2-59　积雪草苷对昆明小鼠巨噬细胞生长的影响

经过 LPS 诱发巨噬细胞的炎症状态后，相对于未加药物的阴性对照，表现促炎作用的 NOS2、IL-17 和表现抗炎作用的 IL-10 基因转录都有所提高，因此并不能严格判定巨噬细胞是 M1 型还是 M2 型极化。但是对应增强巨噬细胞的生长，说明积雪草苷整体增强了巨噬细胞的活力，在机体的免疫调节中能够发挥作用（图 2-60）。

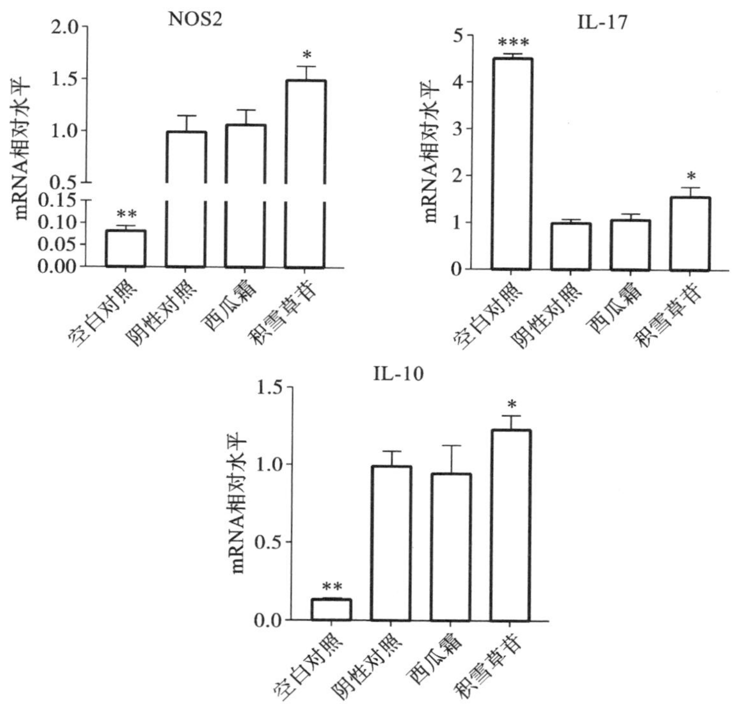

图 2-60　积雪草苷对昆明小鼠巨噬细胞炎症因子基因转录的影响

4.7　积雪草苷的作用小结

积雪草苷明显促进了昆明小鼠的口腔溃疡愈合，效果与同等给药剂量的西瓜霜相近。它的可能作用机制：一方面通过TLR4 激活口腔黏膜成纤维细胞的生长，并激活 STAT3 途径促进胶原的合成和分泌，降低细胞的炎症反应，从而促进溃疡修复；另一方面，增强了口腔黏膜上皮细胞的迁移，促进了巨噬细胞的生长和活力，共同促进口腔溃疡的修复。

第六节　铁冬青

1　概述

铁冬青，冬青科植物 (*Ilex rotunda* Thunb.)，药材取其干燥树皮，《中华人民共和国药典》（2020 年版）中称其为救必应，别名白木香、大叶冬青、消癀药，一般在夏、秋季剥取铁冬青植株的树皮，晒干。铁冬青药材呈卷筒状、半卷筒状或略卷曲的板状，长短不一，厚 1 ～ 15 mm；外表面呈灰白色至浅褐色，较粗糙，有皱纹；内表面呈黄绿色、黄棕色或黑褐色，有细纵纹；质硬而脆，断面略平坦；气微香，味苦、微涩；粉末呈浅棕色至棕褐色。

铁冬青植株（图 2-61）高可达 20 m，胸径达 1 m；树皮呈灰色至灰黑色；叶薄革质，椭圆形、全缘，叶面有光泽；花小，黄白色，芳香；雌雄异株，通常 4 ～ 7 朵排成聚伞花序，腋生或生于当年小枝上；果实球形，6 ～ 8 mm 大小，成熟时颜色由黄转红；花期 3—4 月，果熟期 10 —12 月。

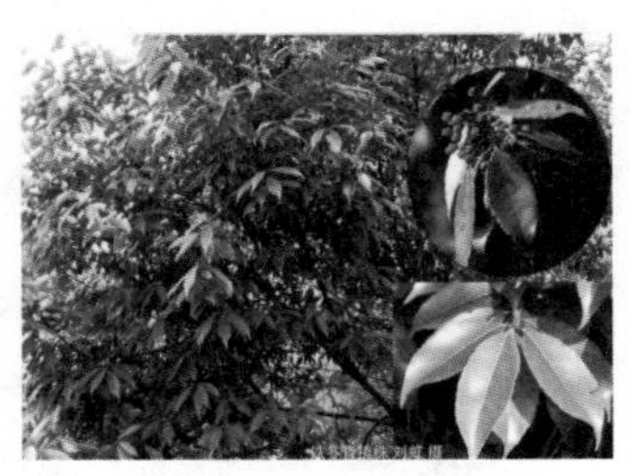

图 2-61　铁冬青植株

铁冬青生于海拔 400 ～ 1100 m 的山坡常绿阔叶林中和林缘，野外一般多生于湿润肥沃的山间林缘和向阳山坡或溪谷两旁。喜温暖湿润的气候，分布于长江流域以南及朝鲜、日本等。铁冬青的最早记录见于《岭南采药录》(民国，萧步丹)，记载：清热毒。铁冬青是清热解毒凉茶配方中传统的中药材之一，有清热利湿、消炎解毒、消肿止痛的功效，外用治跌打损伤、痈疖疮疡、外伤出血、烧烫伤。

2 中医对铁冬青的认识

2.1 性味与归经

《中华人民共和国药典》(2020 年版）记载：(味）苦，(性）寒，归肺、胃、大肠、肝经。《本草纲目》记载：冬青，甘、苦，凉，无毒，归肝、肾经。

2.2 功效与主治

《中华人民共和国药典》(2020 年版）记载：清热解毒，利湿止痛。用于暑湿发热，咽喉肿痛，湿热泻痢，脘腹胀痛，风湿痹痛，湿疹，疮疖，跌打损伤。民间主要用于治疗感冒发热、咽喉肿痛、暑湿泄泻、胃及十二指肠溃疡、溃疡性结肠炎、急性胃肠炎、乳蛾(扁桃体炎)、风湿痹痛等；外用治跌打损伤、烧烫伤、痈疖疮疡、外伤出血等。因其治疗跌打损伤、烧烫伤的效果显著，故美其名为救必应。但其对皮肤刺激性大，接触时间过长可致皮肤发泡。

3 铁冬青的现代研究

铁冬青溶液对念珠菌性间擦疹的患者有临床疗效，其所含的铁冬青酸具有抑制白色念珠菌的作用。

铁冬青治疗湿热泄泻引起的腹痛，或与其他药物配伍治疗湿热内蕴或肝郁内热慢性胃肠疾病，如难治性消化性溃疡、慢性萎缩性胃炎、肠易激综合征、溃疡性结肠炎等。铁冬青汤联合化疗治疗老年晚期非小细胞肺癌，发现能控制瘤体大小，改善临床症状。

现代药理学研究表明，铁冬青具有抗心律失常、抗血小板聚集、肝保护、降血脂、降低冠脉血流量、提高耐缺氧能力、降压、减慢心率、止血、抗炎、抑菌、止痛及抗肿瘤等药理作用，常用于感冒发热、急性扁桃体炎、尿路结石、肾绞痛、急慢性肝炎、神经性皮炎、胃肠道消化系统疾病、心血管疾病、牙龈出血；又因其强抗菌作用，能有效抑制金黄色葡萄球菌、溶血性链球菌及铜绿假单胞菌等，也用于多种感染性疾病。临床上含有铁冬青的产品有胃热清胶囊、复方铁冬青胶囊、防感合剂、腹可安、铁冬青胃痛片、铁冬青植物漱口水等。

3.1 化学成分

铁冬青主要含三萜及其皂苷类、黄酮苷、酚及鞣质。铁冬青中的皂苷类成分包括长梗冬青苷、紫丁香苷、铁冬青酸、铁冬青酸异丙叉酮缩醇、3- 乙酰齐墩果酸、丁香苷、芥子醛、芥子醛葡萄糖苷、丁香醛、3- 乙酰齐墩果酸等。紫丁香苷和长梗冬青苷是其主要的有效成分。《中华人民共和国药典》（2020 年版）规定，按铁冬青干燥品计算，铁冬青药材中的长梗冬青苷含量不得少于 4.5%，紫丁香苷含量不得少于 1.0%。

3.2 口腔护理应用

取铁冬青药材浸提液做体外抑菌实验，发现其对铜绿假单胞菌、大肠杆菌、金黄色葡萄球菌、伤寒杆菌 T_4 有明显的抑制作用。

铁冬青药粉和铁冬青中药牙膏可抑制口腔中的有害菌，铁冬青中药牙膏对抑制牙菌斑、减轻牙龈炎有较好效果，并促进复发性口腔溃疡愈合。

4 长梗冬青苷的药理作用

铁冬青中的长梗冬青苷经证明有显著的降压、抗菌、消炎及止痛等作用，同时可明显改善冠心病等常见心血管疾病，因此被作为铁冬青的指标性成分。壮药愈疡散是治疗消化性溃疡(胃脘痛)的经验方，具有较好疗效。

长梗冬青苷，又名具栖冬青苷、具栖冬青苷、救必应甲素；英文名 Pedunculoside，分子式 $C_{36}H_{58}O_{10}$，分子量 650.85，化学结构如图 2-62 所示；纯品为白色针状结晶，易溶于甲醇。

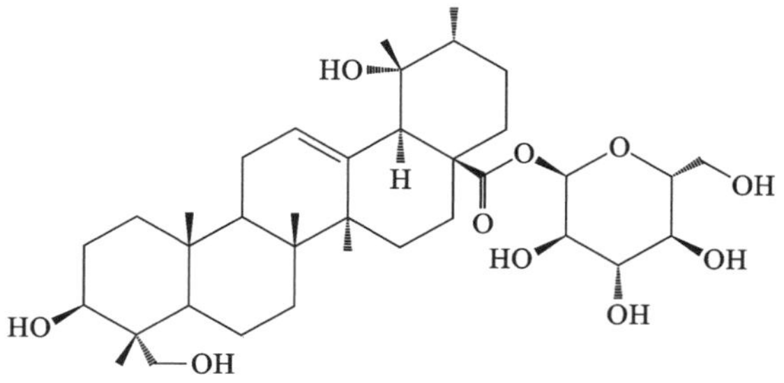

HO OH HO H O O O OH HO OH OH

图 2-62 长梗冬青苷化学结构

4.1 长梗冬青苷对口腔溃疡愈合的促进作用

与前述实验方法相似，每日给药 1 次，连续给药 7 日后观察昆明小鼠口腔溃疡的愈合情况。

观察发现，在给药结束后，长梗冬青苷组口腔溃疡愈合率为 85.7%，西瓜霜组口腔溃疡愈合率为 42.9%，阴性对照组口腔溃疡愈合率为 28.6%。长梗冬青苷的效果显著优于西瓜霜（图 2-63）。

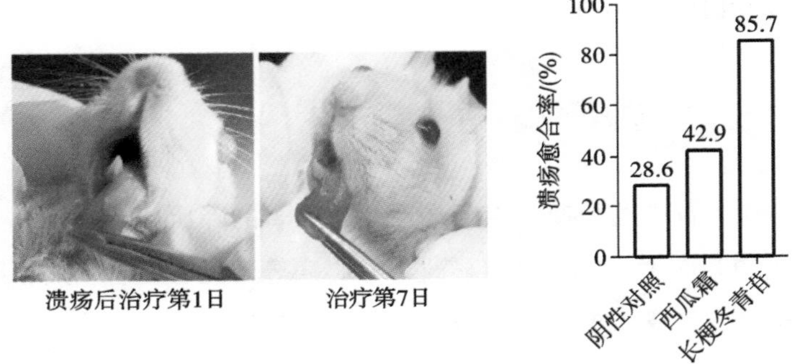

图 2-63　长梗冬青苷对口腔溃疡愈合的促进作用

4.2 长梗冬青苷对口腔黏膜成纤维细胞生长的影响

从健康昆明小鼠的口腔黏膜组织中，获取口腔黏膜成纤维细胞和上皮细胞。从健康的昆明小鼠的口腔黏膜组织中，获取口腔黏膜成纤维细胞和上皮细胞。通过 CCK8 法选择长梗冬青苷和西瓜霜分别对成纤维细胞的最适作用浓度连续培养成纤维细胞 3 日，发现长梗冬青苷和西瓜霜都显著促进了口腔黏膜成纤维细胞增殖（图 2-64）。

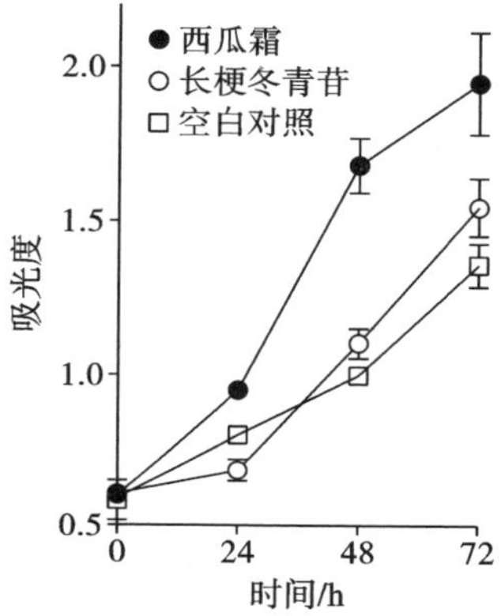

图 2-64　长梗冬青苷对口腔黏膜成纤维细胞生长的作用

4.3　长梗冬青苷对口腔黏膜细胞迁移的影响

与前述实验方法相似，检测炎症状态下口腔黏膜细胞的迁移能力是否受长梗冬青苷的影响。研究结果显示，长梗冬青苷没有对口腔黏膜成纤维细胞的迁移产生影响。但在 24 h 时，长梗冬青苷对上皮细胞的迁移表现出显著的促进作用 (图 2–65)。

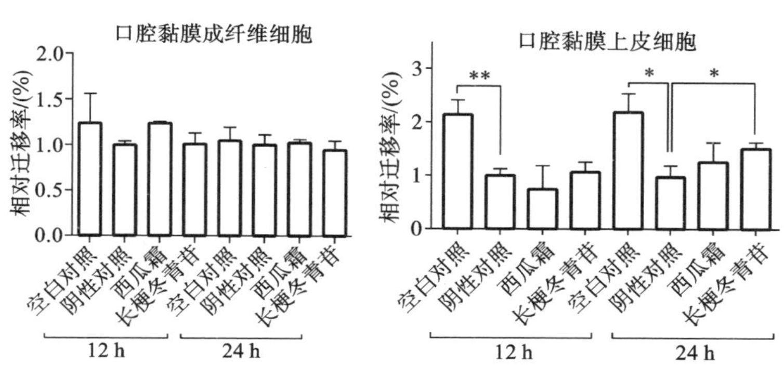

图 2-65　长梗冬青苷对口腔黏膜细胞迁移的影响

口腔黏膜上皮细胞作为口腔最主要的屏障细胞，它们通过细胞间的连接，如黏附连接 (adhesion junctions , AJ)、桥粒 (desmosome) 和紧密连接 (tight junction, TJ) 相互连接在一起，形成了封闭细胞间空间的物理屏障。E-Cadherin、Occludin 和 Claudin-1 是细胞间的黏附连接和紧密连接的重要组成成分。由图 2-66 可知，上皮细胞中的 E-Cadherin 和 Claudin-1 在长梗冬青苷作用下出现显著降低，Occludin 变化不显著，这说明口腔黏膜上皮细胞的连接紧密程度可能降低，这是否有利于上皮细胞的迁移还有待研究。

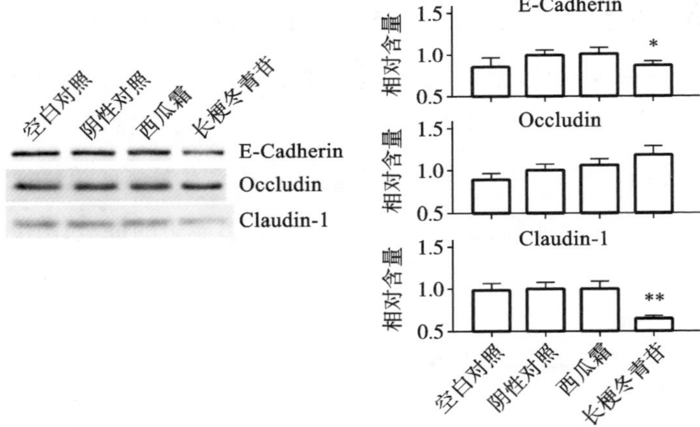

图 2-66　长梗冬青苷对口腔黏膜上皮细胞间连接蛋白表达的影响

通过从伤口边缘的上皮细胞的增殖和迁移来修复丢失的上皮，以覆盖在临时或新形成的肉芽组织上的伤口床，再上皮化，在早期伤口愈合过程中提供了一个重要的临时屏障。研究发现，体外培养的上皮细胞连接蛋白中的 E-Cadherin 和 Claudin-1 在长梗冬青苷作用下合成降低，会影响紧密连接的完整性，因而有可能对上皮细胞的迁移有一定的诱导作用。

4.4 长梗冬青苷对口腔黏膜成纤维细胞胶原合成的影响

对口腔黏膜成纤维细胞胶原合成影响的研究发现，对于LPS诱导炎症反应的口腔黏膜成纤维细胞，长梗冬青苷可以增加其胶原的分泌，同时细胞中STAT3的磷酸化激活显著提高。

细胞内信号分子STAT3参与细胞迁移，在磷酸化后，STAT形成同源或异源二聚体，移位至细胞核中，启动靶基因的转录。而在瘢痕疙瘩成纤维细胞中p-STAT3水平升高，表明血小板衍生生长因子诱导的p-STAT3在瘢痕疙瘩的形成机制中起重要作用。抑制STAT3不但影响体外培养的成纤维细胞增殖和迁移，还能够抑制昆明小鼠体内瘢痕疙瘩的生长和胶原的合成。因此，STAT3无论是在成纤维细胞的迁移，还是胶原的合成上，都可能对溃疡的修复发挥作用。为了进一步验证这个观点，使用STAT3的抑制剂WP1066处理成纤维细胞。同样的经过LPS诱导炎症状态的成纤维细胞，使用STAT3的抑制剂WP1066处理后，细胞的胶原分泌量显著降低，但是长梗冬青苷对这种降低有显著恢复效果，因此，长梗冬青苷可以显著地通过提高STAT3的激活来促进胶原分泌，促进溃疡修复（图2-67）。

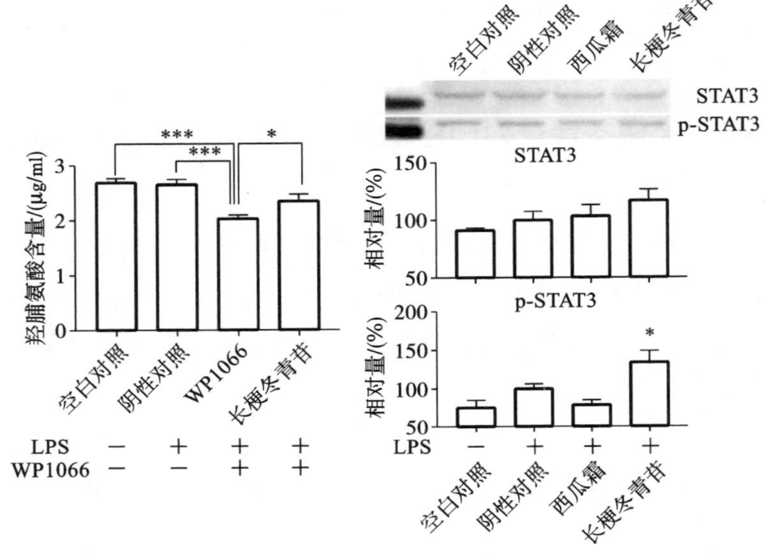

图 2-67　长梗冬青苷对口腔黏膜成纤维细胞胶原合成及 STAT3 激活的影响

成纤维细胞是哺乳动物皮肤和黏膜中胶原的主要产生细胞，胶原类型以Ⅰ型胶原和Ⅲ型胶原为主。研究发现，Smad2 和 Smad3 在口腔扁平苔藓组织中为阴性或弱阳性表达，其表达与 Smad7 表达呈负相关；在正常口腔黏膜组织中，Smad2 和 Smad3 为强阳性表达。利用人皮肤成纤维细胞研究发现，Ⅰ型前胶原基因的表达需要 Smad3。在长梗冬青苷作用下，昆明小鼠口腔黏膜成纤维细胞中 COL1A1 和 COL3A1 的转录上调，与 Smad2 和 Smad3 的转录上调同步出现（图 2–68）。Smad 2 和 Smad 3 均是细胞内重要的转化生长因子 -β(TGF-β) 信号通路的信号转导因子。这说明在口腔黏膜的修复上，长梗冬青苷可能通过 TGF-β—Smad2/Smad3 途径，上调 Smad2 和 Smad3 的基因转录，进而使 COL1A1 和 COL3A1 表达增强，促进胶原合成而发挥作用。

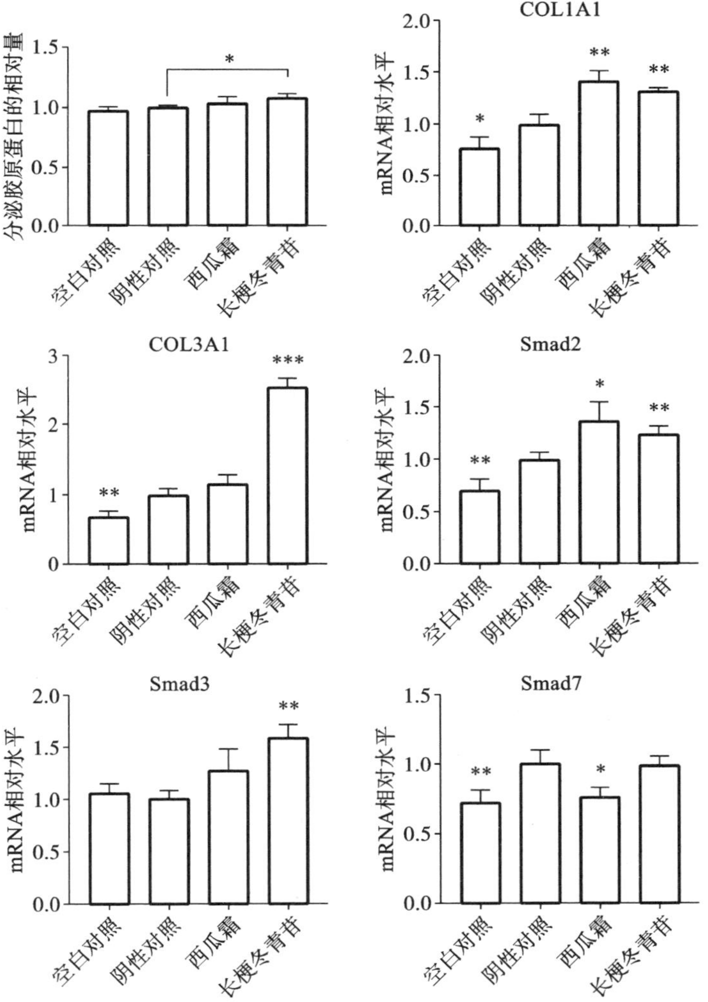

图 2-68　长梗冬青苷对口腔黏膜成纤维细胞胶原合成及相关基因转录的影响

4.5 长梗冬青苷的作用小结

长梗冬青苷具有较好的促进昆明小鼠口腔溃疡愈合的功能。长梗冬青苷促进了口腔黏膜成纤维细胞的生长、合成与分泌胶原，以及促进口腔黏膜上皮细胞的迁移，共同作用促进口腔溃疡愈合。长梗冬青苷可能通过 TGF-β—Smad2/Smad3 途径，以及激活 STAT3，促进胶原的合成与分泌。

第七节 小结

本章介绍了 5 种中草药中的植物苷成分对口腔黏膜的护理作用并探讨了其促进口腔溃疡愈合的机制。

其中，黄芩的主要成分黄芩苷，促进了口腔黏膜成纤维细胞的生长、口腔上皮细胞的迁移，以及通过多个途径促进胶原合成，共同加快了口腔溃疡的愈合。

三七的重要成分三七皂苷 Rb_1，一方面通过促进口腔黏膜成纤维细胞的增殖和胶原合成，另一方面通过促进巨噬细胞的增殖和降低巨噬细胞的炎症作用，共同促进了伤口愈合。

金银花中的主要成分木犀草苷，通过多个途径促进胶原分泌，从而促进溃疡修复；而另一个主要成分绿原酸，虽然并不促进口腔黏膜细胞的迁移与胶原分泌，但通过促进成纤维细胞和巨噬细胞的增殖和抑制机体炎症反应，起到加速口腔溃疡愈合的作用。

积雪草的主要成分积雪草苷，通过激活成纤维细胞的生长、增强黏膜上皮细胞的迁移、促进胶原合成与分泌、促进巨噬细胞的生长活力、降低细胞的炎症反应，共同促进口腔溃疡的修复。

铁冬青的主要成分长梗冬青苷，通过促进口腔黏膜成纤维细胞的生长、促进黏膜上皮细胞的迁移、促进胶原的合成与分泌，共同作用促进口腔溃疡愈合。

综上所述，不同中草药可通过不同的机制体现其对口腔问题的护理作用；同一种植物中的不同植物苷成分，其作用机制也不尽相同。因而科学配伍可起到互补的作用，对日后口腔护理品的开发具有指导意义。

第三章 口腔护理常用方剂

传统中医中有很多口腔护理方法，本书对含有药材黄芩、三七、金银花、积雪草和冬青的护理方剂进行了收集整理。

本书收集整理的多种古方(古代医书有明确记载的药方)以及验方(文献资料认为有疗效的现成药方)均来自文献资料或者专利查询，本书编者并没有进行科学实验研究其功效和可能的毒副作用，不建议在没有充分研究或专业医生指导的情况下贸然尝试本书所列各种古方及验方。

由于古今度量单位的变化，以下古方中描述的重量单位，一般认为：1 斤 =240 g，1 两 =15 g，1 升 = 液体 200 mL；植物类药材 1 升是 50 ～ 60 g，1 合 =20 mL，1 圭 =0.5 g，1 龠 =10 mL，1 撮 =2 g，1 方寸匕 =2.74 g(金石类药末约 2 g，草木类药末约 1 g)，一钱匕 =1.5 ～ 1.8 g，一铢 =0.7 g，一分 =3.9 ～ 4.2 g，“如鸡子大”大约是 48 g，一盏水 = 一碗水(约 200 mL)，1 斗 =2000 mL。然而，因为考证方法不一致，以及各朝代的计量方法不同，以上重量单位换算并未获得学界的一致认可，只能作为大致参考。

第一节 黄芩

1 中医古方及主治功能

黄芩作为我国中医的传统用药，使用历史悠久。我国多部古代医学典籍中都有关于黄芩的记载。黄芩最早记载于东汉《神农本草经》中，并被列为上品。黄芩属于清热燥湿类中药材，常用于口腔疾病的预防和治疗。

1.1 大青散

【出处】《太平圣惠方》。

【组成】大青一两，黄芩一两，川升麻一两，麦冬（去心）一两，栀子仁一两，甘草（炙微赤，锉）一两。

【主治】时气咽痛，口疮，烦躁头重。

【用法】为散，每服四钱，以水一盅盏，入竹叶三七片，煎至六分，去滓。不计时候，温服。

1.2 黄芩汤

【出处】《普济方》。

【组成】黄芩、黄连、甘草(炙)、黄柏，各一两。

【主治】口疮，咽喉中塞痛，食不得。

【用法】切，以水三升，煎取一升。含之，徐吐，取瘥。

1.3 桂心散

【出处】《普济方》。

【主治】心脾胃中积热，口舌干焦生疮。

【组成】桂（去粗皮，半两）、赤茯苓（去黑皮，三分）、黄连(去须，半两)、栀子仁和杏仁（去皮尖，双仁，各研半两）、黄芩（去黑心，三分）、甘草（炙，锉，三分）、大黄（锉，炒，三分）、瓜蒌根（半两）、蔷薇根（切，三分）。一方有枳实，无栀子仁。

【用法】散食后以温浆水调，下二钱，一日 3 次。

1.4 升麻散

【出处】《普济方》。

【主治】心脾有热，口舌破裂生疮。

【组成】升麻(半两)、玄参(半两)、川芎(半两)、生地黄(洗晒，半两)、麦冬(半两)、大黄(三钱)、黄连(净，三钱)、黄芩(三钱)、甘草(焙，三钱)。

【用法】锉碎，每服三钱，姜枣煎食后服。

1.5 黄芩丸

【出处】《普济方》。

【主治】口舌生疮。

【组成】黄芩(一分)、五倍子(一分)、蟾酥(半分)。

【用法】为末，炼蜜和丸，如鸡头实大。每取一丸，含吐津以瘥。

1.6 甘露饮

【出处】《普济方》。

【主治】口舌生疮，牙宣心热。

【组成】枇杷叶、石斛、甘草(炙)、生地黄、黄芩、麦冬(去心)，各等份。

【用法】㕮咀(古指用牙咬成粗大的颗粒)，水煎，食后服。

1.7 升麻饮

【出处】《普济方》。

【主治】口内生疮，龋齿。

【组成】升麻、黄连（去须）、羚羊角[1]（镑）、玄参、黄芩（去黑心）、麦冬（去心，焙）、葛根（锉）、大黄、羌活（去芦头）、防风（去叉）、甘菊花，各半两；人参，三分；甘草（炙，锉）、知母，各一分。一方有牛蒡子，无人参。

【用法】粗捣筛，每服三钱，水一盏煎至七分，去滓温服，食后。

1.8 蔷薇根散

【出处】《普济方》。

【主治】口数生疮，连年不瘥。

【组成】蔷薇根（一两，去浮土）、黄芩（三分）、地骨皮（三分）、桔梗（三分，去芦头）、白蔹（三分）、川大黄（三分，锉碎，微炒）、鼠李根白皮（三分）、赤芍（三分）、续断（三分）、黄柏（三分，锉）、黄芪（三分）、石龙芮（三分）、瓜蒌根（一两）。

【用法】为细散，每服一钱。以米饮调下，一日 3 ～ 4 次。

1.9 升麻柴胡汤

【出处】《普济方》。

【主治】心脾虚热上攻，舌上生疮，舌强，颊两边肿痛。

【组成】柴胡、升麻、芍药、栀子仁、木通，各一两；黄芩、大青、杏仁（去皮尖），各三分；石膏（煅），二两。

【用法】为锉散，每服四大钱，水一盏，姜五片，煎七分，去滓，食后服。日三夜一，渣重煎服。

---

① 赛加羚羊属于国家一级保护野生动物，故在临床应用中应灵活处理。

1.10 玄参升麻汤

【出处】《普济方》。

【主治】心脾壅热，舌上生疮，木舌，舌肿，或连颊肿痛。

【组成】玄参、赤芍、升麻、犀角[①]、桔梗、贯众、黄芩、甘草，各等份。一方有姜五片。

【用法】㕮咀，每服四钱，以水一盏半煎至七分，去渣服，不拘时。

1.11 柴胡泽泻汤

【出处】《普济方》。

【主治】肠热口糜生疮。

【组成】柴胡（去苗）、泽泻、陈皮（浸去白，焙）、黄芩（去黑心）、枳实（麸炒）、旋覆花、升麻、芒硝（别研），各三两；生地黄，一升。

【用法】除芒硝外，㕮咀如麻豆大。每服五钱，水二盏煎取一盅盏，去滓，下芒硝末半钱，食后温服。

1.12 玄参散

【出处】《普济方》。

【主治】口舌生疮，连齿断(龈)烂。

【组成】玄参(三分),川升麻(三分),独活(三分),麦冬(三分，去心)，黄芩(三分)，黄柏（三分)，川大黄（三分，锉碎，微炒)，栀子仁（三分)，前胡（三分，去芦头)，犀角屑（三分)，

① 犀牛属于世界珍稀的野生动物，故犀角、犀角屑等在临床应用中应灵活处理。

甘草（三分，炙微赤，锉）。

【用法】为散，每五钱以水一大盏煎至五分，去滓，不计时候，温服。

1.13 麝香丸

【出处】《普济方》。

【主治】口舌疮赤烂，宜含化。

【组成】麝香（一分，细研），杏仁（三分，汤浸，去皮尖，双仁），川升麻（三分），黄芩（三分），浮萍（三分），零陵香（三分），甘草（三分，生用），寒水石（三分），黄连（三分，去须）。

【用法】为末，炼蜜和丸，如弹子大。每取一丸，绵裹含化咽津。

1.14 蔷薇汤

【出处】《普济方》。

【主治】口数生疮，连年不瘥。

【组成】蔷薇根、黄芩、当归、桔梗、黄芪、白蔹、大黄、鼠李根皮、芍药、续断、黄柏、葛根，各一两。

【用法】为末，以酒服方寸匕，一日 2 次，亦可将水服之。

1.15 蔷薇丸

【出处】《普济方》。

【主治】口中疮，身体有热气痱疖。

【组成】蔷薇根、黄芩、鼠李根、当归、葛、白蔹、黄柏、石龙芮（《千金翼方》作黄连）、芍药、续断、黄芪，各一两；

瓜蒌根，二两。

【用法】为末，蜜和丸，如梧桐子大，服十丸，一日 3 次。

1.16 甘草泻心汤

【出处】《伤寒论》。

【主治】伤寒痞证，胃气虚弱，腹中雷鸣，下利，水谷不化，心下痞硬而满，干呕心烦不得安；狐惑病。临床常用于急慢性胃肠炎症、贝赫切特综合征等。

【组成】甘草（炙）四两、黄芩三两、干姜三两、半夏（洗）半升、大枣（擘）十二枚、黄连一两。

【用法】以水一斗，煮取六升，去滓，再煎取三升。温服一升，一日 3 次。

1.17 泻黄散

【出处】《汤头歌诀》。

【主治】胃热口疮。

【组成】防风（四两），甘草（二两），黑栀子（一两），藿香（七钱），石膏（五钱）。栀子、石膏泻肺胃之火，藿香辟恶调中，甘草补脾泻热。重用防风者，能发脾中伏火，又能于土中泻木也。

【用法】炒香，蜜酒调和服。

1.18 贝母元参汤

【出处】《四圣心源》。

【主治】口疮热肿。

【组成】贝母（三钱），玄参（三钱），甘草（二钱），黄芩（二钱）。

【用法】煎半杯，热漱徐咽。热甚，加黄连、石膏。

1.19　连翘汤

【出处】《幼科直言》。

【主治】儿童内热生口疮，或牙根舌肿者。

【组成】连翘、僵蚕、陈皮、甘草、桔梗、黄芩、丹皮（或加黄连）。

【用法】水煎。

1.20　口糜内治汤药

【出处】《本草纲目》。

【主治】口糜。

【组成】桔梗（同甘草）、麦冬、玄参、赤芍、连翘、秦艽、薄荷、升麻、黄连、黄芩、生地黄、知母、牡丹、木通、甘草、石斛、射干、附子。

【用法】水煎。口疮，久服凉药不愈，理中果加附子反治之，含以官桂。

1.21　升麻泄热散

【出处】《普济方》。

【主治】心脾积热，应口舌生疮破裂，唇蹇赤色。

【组成】川升麻（一两），射干（一两半），黄柏（一两半，锉），大青（一两），甘草（一两，炙微赤，锉），玄参（二两），黄芩、犀角屑(三分)，黄连(一两，去须)。

【用法】为散，每服四钱，水一盅盏，入苦竹叶三七片，煎至五分，去滓，入地黄汁一合，搅令匀，食后温服。

1.22 泻黄饮子

【出处】《普济方》。

【主治】风热蕴于脾经，唇燥舌裂，口舌生疮。

【组成】白芷、升麻、枳壳、黄芩、防风、半夏、石斛，各一两；甘草，半两。

【用法】㕮咀，每服四钱，水一盅盏，姜五片，煎八分，去滓温服，不拘时候。

2 口腔护理验方

2.1 徐氏清热泻脾散

【出处】徐小圃之临床验方。

【主治】儿童的心脾积热型疱疹性口炎。

【组成】①清热泻脾散：栀子 8 g、玄参 10 g、灯心草 10 g、生石膏 10 g、生地黄 10 g、薏苡仁 10 g、茯苓 10 g、黄连 6 g、黄芩 6 g、金银花 12 g、连翘 12 g。

②徐氏金不换口疮散：胡黄连 39 g、甘草 24 g、青黛 78 g、白及 72 g、冰片 3 g、海螵蛸 72 g、龙骨 30 g、黄柏 72 g。

【用法】①内服清热泻脾散：在药房配以农本方粉末(浓缩的中药配方颗粒产品)，每剂以温开水 100 mL 冲化。12 个月以下患儿每次 5 ～ 10 mL，一日 3 次;12 ～ 36 个月，每次 20 mL，一日 3 次；36 ～ 72 个月，每次 30 mL，一日 3 次。疗程为 6 日，治愈即停药。

②外敷徐氏金不换口疮散：在药房配以农本方粉末调匀(浓缩的中药配方颗粒产品)，一日 3 ～ 4 次外敷于患处。

2.2 醒脾化湿汤

【出处】国医大师干祖望教授验方。

【主治】脾虚湿热型的复发性口疮。

【组成】党参 10 g、炒白术 10 g、茯苓 10 g、山药 10 g、炒鸡内金 10 g、焦山楂 10 g、焦六神曲 10 g、炒麦芽 15 g、广藿香 10 g、佩兰 10 g、蚕沙 10 g、酒炒黄连 3 g、白茅根 10 g、淡竹叶 10 g、甘草 3 g。

【用法】煎服。发作期可每日 1 剂,缓解期可 2 ～ 3 日 1 剂，持续治疗半年左右，可避免复发。

2.3 金色泻黄饮

【出处】上海市知名中医专家蒋健教授验方。

方一：

【主治】口疮反复发作，证属脾经湿热，治以清热利湿。

【组成】升麻 15 g、防风 12 g、山栀子 15 g、白芷 12 g、茯苓 12 g、川石斛 15 g、甘草 12 g、车前草 30 g、苍术 9 g。

【用法】7 剂，煎服。

方二：

【主治】反复口疮发作，证属脾胃积热，治以清热解毒，泻脾通腑。

【组成】升麻 15 g、防风 12 g、山栀子 12 g、白芷 12 g、茯苓 12 g、川石斛 15 g、甘草 12 g、金银花 20 g、制大黄 15 g、杜仲 15 g。

【用法】7 剂，煎服。另予万应胶囊 2 盒，一日 2 次，每次 2 颗，嘱口疮愈后即停服 (下同)。

方三：

【主治】口疮反复发作，证属心脾蕴热，心肾不交。治以清脾泻火、交通心肾。

【组成】升麻 12 g、防风 12 g、山栀子 12 g、白芷 12 g、茯苓 15 g、川石斛 15 g、甘草 12 g、黄连 6 g、肉桂 3 g。

【用法】7 剂，煎服。另予万应胶囊服用。

方四：

【主治】反复口疮，证属脾经湿热，治以健脾利湿、清热解毒。

【组成】升麻 15 g、防风 12 g、山栀子 15 g、白芷 12 g、茯苓 12 g、川石斛 15 g、甘草 12 g、车前草 30 g、苍术 9 g。

【用法】7 剂，煎服。

方五：

【主治】口疮反复发作，证属脾胃郁热上蒸，治以清脾泻胃。

【组成】升麻 15 g、防风 12 g、山栀子 15 g、白芷 12 g、茯苓 12 g、川石斛 15 g、甘草 12 g、生黄芪 30 g、黄芩 15 g。

【用法】14 剂，煎服。另予万应胶囊服用。

2.4 加味甘草泻心汤

【出处】研究论文《经典名方甘草泻心汤组方用药考究及

临床应用概况》。

【主治】各种口腔溃疡、贝赫切特综合征、消化道溃疡。

【组成】炙甘草 55.2 g、姜半夏 34.5 g、黄芩 41.4 g、干姜 41.4 g、人参 41.4 g、黄连 13.8 g、大枣 27.6 g。

【用法】加水 2000 mL，煎至 1200 mL 后，去渣，再煎取 600 mL，分 3 次服用，每次温服 200 mL。

2.5 半夏泻心汤合二至丸汤

【出处】研究论文《经方治顽固性复发性口疮 36 例》。

【主治】气机不畅，阴阳失和，湿浊中阻，肝郁化火所致的顽固性复发性口疮。清热泻火，燥湿敛疮。

【组成】半夏、墨旱莲各 20 g，黄芩、党参、女贞子各 15 g，干姜、甘草、大枣各 10 g，黄连 6 g。

【用法】12 剂，一日 1 剂，煎水，早晚分服。口疮灼痛明显者加银花、麦冬；口苦咽干者，加柴胡、郁金；伴牙龈肿痛者，加补骨脂、白芷，去干姜；大便秘结者加酒大黄；伴脘痞纳呆者（上腹部胀满和厌食），加砂仁；伴口渴、口臭、烦躁者，加麦冬、生地黄、栀子。

第二节 三七

1 中医古方及主治功能

三七的使用在中医药材中较晚，最早记录始见于明代的《本草纲目》，后世记载多用于外伤的化瘀止血和活血止痛。对于口疮等口腔疾病用药古方记录中少见，仅见明代徐谦《仁端录》中记载用于口疳(口舌生疮)，“凡口疳皆由胃热也，满口白糜红点簇簇者轻也，用金不换(三七)吹之，唇舌肿硬牙龈黑烂成疳者重也，或有烂入喉者，均服甘露饮，吹灵枣丹”。

1.1　腐尽生肌散

【出处】《医宗金鉴》。

【主治】痈疽等毒，诸疮破烂不敛者，撒上即愈。

【组成】儿茶、乳香、没药，各三钱；冰片一钱，麝香二分，血竭三钱，旱三七三钱。

【用法】为末撒之。有水加龙骨（煅）一钱。欲速收口加珍珠一两，蟹黄二钱（取团脐蟹蒸熟，取黄晒干取用)，或用猪脂油（去渣）半斤，加黄蜡（一两)，融化倾碗内。稍温加前七味调成膏，摊贴痈疽破烂等证。若杖伤则旱三七倍之。一用鲜鹿腿骨，纸包灰内煨之，以黄脆为度，如黑焦色则无用矣，为细末撒之，生肌甚速。

1.2　六真膏

【出处】《医宗金鉴》。

【主治】一切受刑肿瘀疼痛。

【组成】樟脑三两，儿茶、乳香、血竭、没药、三七，共为末。用猪脂油十二两，碗盛水煮化，将药入油内和匀。

【用法】摊贴。

2　口腔护理验方

2.1　三七紫雪散

【出处】变方出自《千金翼方》。

【主治】心脾积热和阴虚火旺所致口疮。

【组成】市售三七、紫雪丹各等份。

【用法】各药先研极细末，然后混合均匀，瓶装密封备用。先以淡盐水漱口，然后根据口腔溃疡面积，取散剂适量，以消毒棉签蘸药涂于患处，尽量保持散剂在创面浸润时间，一般患者用药 1 次疼痛减轻，一日 2 ～ 3 次至痊愈。

2.2　儿茶三七散

【出处】研究论文《儿茶三七散治疗口腔溃疡》。

【主治】心火亢盛所致的口腔溃疡。

【组成】白及、儿茶、三七、血竭各 50 g，冰片、珍珠各 15 g。

【用法】各药共研细末，即成三七珍珠散。装入干燥瓶中备用。治疗时根据口腔溃疡的大小，将三七珍珠散均匀撒于患处，一日 3 ～ 6 次，7 日为 1 个疗程。

2.3　三七粉

【出处】研究论文《三七粉治疗糜烂型口腔扁平苔藓》。

【主治】口腔扁平苔藓。

【组成】三七粉、蜂蜜。

【用法】采用蜂蜜调和三七粉涂抹于患处，一日 2 次，4 周为 1 个疗程。

2.4 参七蛋黄乳膏

【出处】新疆民政康复医院口腔科和新疆医科大学第一附属医院共同研制。

【主治】复发性口疮和口腔扁平苔藓。

【组成】渗漉法提取的丹参酮 2.5 g，生三七粉（超细）4 g，水煎提取的黄芩苷 0.5 g，25%尿素霜 30 g，复方蛋黄乳膏。取丹参酮粉、生三七粉及黄芩苷粉混匀，以 75%乙醇润湿后加入尿素霜中研和均匀，最后加复方蛋黄乳膏使总量至 100 g，充分研和成均匀、细腻、黏稠的乳剂型软膏。复方蛋黄乳膏：由制霉菌素片 5×10^5 U（10 片）、氯己定 0.1 g、盐酸丁卡因 0.5 g、维生素 B_2 0.1 g、维生素 E 0.5 g、鸡蛋黄 (新鲜)2 个、鱼肝油 20 g、芝麻油 60 g、蒸馏水 10 ～ 20 mL 制成。

【用法】饭后用药，最好在发病的第 1 日 (溃疡形成初期) 用药，患者自取 1.5 cm × 1.5 cm 大小的消毒棉片，涂适量乳膏敷于溃疡上，相对固定并尽量维持 1 ～ 2 h，一日 3 次，晚上睡前用药疗效更佳。口疮一般 2 ～ 7 日见效，口腔扁平苔藓连续治疗两个月见效。

2.5 口疡散

【出处】文献《口疡散治疗口腔溃疡》。

【主治】口腔溃疡。

【组成】黄连、黄芩、银花、延胡索、当归各 6 g，大黄 4.5 g，冰片 3 g，冰硼散 0.7 g，三七末 1 g。西药：地塞米松 2.25 mg、甲硝唑 0.6 g、复方新诺明 1 g、硫酸锌 1 g。上药研为极细末，混合均匀后装瓶备用。

【用法】先用浓茶擦去溃疡面上的假膜，再用 4%的苏打水漱口（或用淡盐水代替），后将“口疡散”涂抹于患处，一日 4 次，3 日为 1 个疗程，1 ～ 2 个疗程痊愈。

2.6 口疮散

【出处】江阴市中医院耳鼻喉科自制。

【主治】复发性口疮。清热解毒，加速溃疡面愈合。

【组成】人中白、人中黄、冰片各 0.24 g，青黛、生黄芪、白及各 0.4 g，黄柏、生蒲黄、薄荷及生甘草各 0.2 g，龙胆草及儿茶各 0.12 g，煅石膏 1.2 g。

【用法】各药研成细末和匀，分装入吹药瓶中。使用时将药末喷于患处，一日喷 3 ～ 4 次。提醒患者 15 min 不要饮水或漱口。忌食辛辣刺激性食物，注意口腔清洁。

第三节 金银花

1 中医古方及主治功能

金银花以忍冬之名，最早出现在晋代葛洪《肘后备急方》中。金银花是一种传统的清热解毒类中药材，常用于口腔疾病的预防和治疗。

1.1 漱口液

【出处】《本草纲目》。

【主治】口疮。

【组成】大青叶(浸蜜)，蘘荷根(汁)，蛇莓(汁)，牛膝，金银花。

【用法】漱口。

1.2 清热消毒散

【出处】《保婴撮要》。

【组成】黄连(炒)、山栀子(炒)、连翘、当归各五分，金银花一钱，川芎、芍药(炒)、生地黄各六分，甘草二分。

【主治】实热口舌生疮，及一切疮疡肿痛，形病俱实者。

【用法】水煎，婴儿、母同服。

1.3 托里散

【出处】《成方切用》。

【组成】金银花、当归一两，大黄、朴硝、花粉、连翘、牡蛎、皂角刺三钱，黄芩、赤芍一钱。

【主治】恶疮发背，疔疽便毒，始发脉弦洪实数，肿甚欲作脓者。

【用法】每五钱半酒半水煎。

1.4 真人活命饮

【出处】《成方切用》。

【组成】金银花五钱，陈皮（去白）、当归（酒洗），各钱半，防风七分；白芷、甘草节、贝母、天花粉、乳香，各一钱；没药五分，二味另研。候药熟，下皂角刺五分，川山甲[①]三片（锉蛤粉，炒去粉）。

【主治】痈疽肿毒初起未溃者。

【用法】好酒煎，善饮者多饮酒，以行药势。忌酸物、铁，酸性收敛，凡药皆忌铁。

1.5 清营汤

【出处】《时病论》。

【主治】暑温逼尽心包，舌赤烦渴，不寐谵语，舌苔白滑，不可与也。

【组成】犀角 9 g，生地黄 15 g，玄参 9 g，竹叶心 3 g，麦冬 9 g，丹参 6 g，黄连 5 g，金银花 9 g，连翘 6 g。

【用法】水煎温服。

1.6 五味消毒饮

【出处】《医宗金鉴》。

【主治】疔疮初起。发热恶寒，疮形如粟，坚硬根深，状如铁钉，以及痈疡疖肿，红肿热痛，舌红苔黄。

【组成】金银花三钱，野菊花、蒲公英、紫花地丁、天葵子，各一钱二分。

【用法】水二盅，煎八分，加无灰酒半盅，再滚二三沸时热服，渣如法再煎服，被盖出汗为度。药渣可捣烂外敷于患部。

---

① 2020 年 6 月，穿山甲被列为国家一级保护野生动物，故其在临床应用中应灵活处理。

2 口腔护理验方

2.1 复方金银花漱口液

【出处】常熟市第二人民医院 ICU。

【主治】用于重症患者的口腔护理,改善口腔疾病如口腔炎、牙龈炎、牙龈出血等。

【组成】金银花 30 g、蒲公英 30 g、薄荷 10 g。

【用法】温水清洗干净后置入 1 L 水中，煎煮三开后，捞出草药,沉淀过滤后备用。夹取蘸有复方金银花漱口液的纱布球,对患者的口腔进行擦洗,由会厌部开始至牙龈；再从上向后下,分别擦洗牙齿的内外侧面和咬合面；再弧形擦洗颊部区域；最后擦洗舌面(舌背)和舌腹，一日 2 次。

2.2 金银花甘草漱口液

【出处】安庆师范大学医院经方。

【主治】儿童口腔黏膜炎症，口腔黏膜充血水肿及流涎，解疮、抗溃疡。

【组成】小于 3 岁者用金银花、甘草各 15 g；3 岁及以上儿童用金银花、甘草各 30 g。

【用法】加冷水至超过药面 3 ～ 5 cm，在室温下浸泡 20 ～ 30 min 后，以沸腾开始计时煎煮 20 min 左右。直接用金银花、甘草煎液清洁口腔后涂抹溃疡面，较大儿童可清洗后含漱，每日 1 剂，一日 5 ～ 6 次（饭前、饭后或睡前）。

2.3　玄参银花汤

【出处】民间经方。

【主治】复发性口腔溃疡。可清热解毒、消肿止痛，减轻炎症所致的疼痛，消除口腔炎症，从而达到敛疮收口之效。

【组成】玄参 20 g，金银花、五味子、薄荷各 15 g，乳香、甘草各 10 g，黄芪 30 g。

【用法】上药水煎，去渣取药液 150 mL，饭后用药液漱口，每日 1 剂，一日漱口 3 ～ 5 次，连用 7 日为 1 个疗程。

2.4　清疡方

【出处】天津市中医药大学第二附属医院消化科门诊。

【主治】复发性口腔溃疡。

【组成】黄连 3 g、黄芩 9 g、制附子（先煎）9 g、细辛 3 g、熟大黄 9 g、太子参 18 g、石膏（先煎）9 g、升麻 6 g、柴胡 9 g、炒白芍 9 g、枳壳 15 g、姜厚朴 15 g、生白术 30 g、金银花 9 g、牡丹皮 9 g。

【用法】水煎，于口腔内含漱 30 s 后吞服，一日 1 剂，分 2 次服用。7 日为 1 个疗程，治疗 2 个疗程共 14 天（若在 14 天内溃疡愈合可无须含漱，直接口服）。随症加减：上焦热盛的患者，增加黄芩及黄连用量；溃疡处疼痛红肿较重者，加赤芍；心烦失眠较为明显的患者，可加酸枣仁、牡蛎、龙骨；便秘较重的患者，可将枳壳换为枳实，并加莱菔子等；反酸烧心的患者，可加煅瓦楞子、海螵蛸。

2.5 银玄汤

【出处】陕西省中医医院经方。

【主治】预防化疗性口腔炎。

【组成】金银花 18 g、玄参 18 g、野菊花 12 g、麦冬 12 g。

【用法】加水浸泡 0.5 h，煎煮 2 次，共煮取 400 mL，早晚各服 100 mL，余药每 50 mL 含漱 2 min，一日 4 次。自化疗之日起，每日使用银玄汤口腔含漱 4 次，连续 10 日，每次 50 mL，保持 2 min，含漱时舌体活动，配合重复鼓腮，并早晚口服银玄汤各 100 mL。该方具有清热解毒、消肿止痛、养阴生津之效。

2.6 金玉漱口液

【出处】湖南中医药大学第一附属医院。

【主治】改善口腔癌术后患者口腔充血、糜烂、溃疡等问题。

【组成】金银花 30 g、薄荷 15 g、玉竹 15 g、甘草 10 g。

【用法】4 种草药加水浸泡 1 h 之后烧开，用文火熬制成稠膏，取出配以无水乙醇调整至含乙醇 70% 的溶液，4 ℃冷藏静置 1 日，取其上清液，挥发至无乙醇味，加入注射用水 200 mL，静置冷藏 2 日后过滤，取 3 mL 加入蒸馏水 375 mL 使之混合并过滤分装灭菌，灌装成每瓶 100 mL。一日 3 次，每次 30 mL，冲洗 3 min，选择每日三餐后进行，从术后第 1 日开始进行。可有效改善口腔清洁度，降低口臭发生率。

第四节 积雪草

1 中医古方及主治功能

积雪草在中医药古籍中多被称为落得打，大多记叙用于跌打损伤、活血、止痛、散肿。对于口腔治疗，仅见《本草纲目》中有对于“风热湿热”所致牙痛可用积雪草“塞耳”的记载，因此列出以下古方作为参考。

1.1 退毒定痛散

【出处】《伤科大成》。

【主治】活血，止痛，散肿。

【组成】生地黄二分，银花(金银花)一分，连翘二分，大贝母一分,(天)花粉一分，当归三分，乳香一分，延胡索一分，落得打(积雪草)二分，没药一分,(王)不留行二分，木通一分。

1.2 下颌洗方

【出处】《魏氏伤科验方》。

【主治】下颌关节外伤，或受外邪，关节疼痛张口不利。舒筋，活血，化瘀，软坚。

【组成】积雪草(落得打)12 g、山慈菇 9 g、伸筋草 12 g、秦艽 9 g、络石藤 18 g、川桂枝 9 g、透骨草 12 g、全当归 9 g、乳没药（各）9 g、川芎 6 g。

【用法】放大锅内煎水，热敷于患处，用两条毛巾轮流热敷，每次 20 ～ 30 min，一日 2 次。

2 口腔护理验方

2.1 积雪草漱口水

方一：

【出处】专利《一种中草药漱口水及其制备方法》。

【主治】减少引起口臭的细菌、菌斑，改善牙龈健康。该漱口水具有清热解毒、消炎止痛、活血化瘀、改善牙龈出血、除湿健胃、止呕、抑制口臭、增白等作用。

【组成】绿茶 15 ～ 20 g、积雪草 20 ～ 30 g、薄荷 10 ～ 15 g、三七 20 ～ 30 g、佩兰 12 ～ 18 g、白芷 15 ～ 20 g、金银花 20 ～ 30 g、去离子水 2500 ～ 3000 g、糖精 0.1 g、抗坏血酸 0.01 g。

【用法】将积雪草、三七、佩兰、白芷、金银花等中药剪碎后进行浸泡煮沸，煮沸后熬制 1 ～ 2 h，熬制完成后过滤，取滤液；将绿茶、薄荷研磨粉碎，粉碎后倒入滤液内混合搅拌，混合搅拌完成后离心分离、过滤，过滤后取得混合液；将对应量的糖精与抗坏血酸对应添加到混合液中，同时将对应量的去离子水添加至混合液中，最后均匀搅拌。搅拌完成后冷却至常温即可得中草药漱口水。

方二：

【出处】专利《一种治疗口腔溃疡的含漱液》。

【主治】口腔溃疡。

【组成】以 1 L 水为标准，需加入胡黄连 10 ～ 30 g，苦地丁 10 ～ 28 g，板蓝根 11 ～ 29 g，大青盐 5 ～ 25 g，鸡蛋花 12 ～ 32 g，凉粉草 10 ～ 29 g，火炭母 11 ～ 28 g，积雪草 12 ～ 25 g，皂角刺 10 ～ 29 g。

【用法】将各中草药放入煎炉内，再加入去离子水，煎制 3 h，滤渣后取汁。漱口，每次含服 50 g，3 ～ 5 min 后吐出即可，3 日为 1 个疗程。

2.2 积雪草中草药制剂

方一：

【出处】专利《一种治疗口腔溃疡的中药组合物》。

【主治】复发性口腔溃疡。

【组成】黄柏 10 g、太子参 10 g、草乌叶 8 g、赤小豆 8 g、马鞭草 10 g、积雪草 8 g、金荞麦 6 g、鸭跖草 8 g、天南星 6 g、薄荷 10 g、玉米须 8 g、秦艽 6 g、淡竹叶 10 g、皂角刺 6 g、紫河车 6 g、薏苡仁 8 g、酸枣仁 12 g、茯苓 8 g、丝瓜络 8 g。

【用法】水煎，每日 1 剂，分早晚 2 次，饭后服用。

方二：

【出处】专利《一种治疗口腔溃疡的中药制剂》。

【主治】口腔溃疡。

【组成】积雪草 9 ～ 11 份、薏苡仁 7 ～ 9 份、陈皮 3 ～ 6 份、蒲公英 15 ～ 18 份、刺蒺藜 8 ～ 12 份、续断 4 ～ 7 份、川楝子 9 ～ 12 份、大叶紫珠 12 ～ 15 份、黄芩 6 ～ 8 份、板蓝根 8 ～ 10 份、莱菔子 18 ～ 22 份、胖大海 8 ～ 11 份、龙葵 6 ～ 8 份。

【用法】按上述分量（记录各生药重量），称取各原料混合，加入原料重量总和 6 ～ 8 倍量的水浸泡 3 ～ 5 h 后，煎煮提取

3 次，合并提取液，过滤，浓缩为稠膏状，经干燥，制成胶囊剂。一日 2 次，早、晚各 1 次，饭后半小时温水送服，每次服用相当于 50 g 生药的剂量。3 日为 1 个疗程，2 ～ 5 个疗程即可治愈。

方三：

【出处】专利《用于治疗口腔溃疡的中药组合物》。

【主治】口腔溃疡。

【组成】黄芩 14 份、苦参 14 份、夏枯草 10 份、五倍子 8 份、栀子 10 份、白术 10 份、青黛 8 份、苍术 8 份、积雪草 6 份、血竭 8 份、黑豆 8 份、山楂 8 份、滑石 6 份、薄荷 6 份、麦冬 7 份、黄芪 8 份、熟地黄 8 份、蒲公英 6 份、墨旱莲 6 份、牡丹皮 6 份、石膏 7 份、珍珠 7 份、西瓜霜 14 份、红景天 6 份、梅花 6 份、金银花 8 份、地锦草 5 份、蝉蜕 5 份、防风 6 份、月季花 7 份、当归 7 份、菟丝子 8 份、延胡索 8 份、枳壳 6 份、地骨皮 6 份。

【用法】将上述各原料按照常规方法制药粉碎，过 100 ～ 120 目筛制成散剂。用药时，用清水漱口后，用棉签把散剂涂抹在溃疡疮面上，一日 3 ～ 5 次。

第五节　铁冬青

1　中医古方及主治功能

《本草纲目》：（铁冬青）叶，味微苦，性平，无毒。主治祛风散血，消肿定痛。治头目昏痛，诸恶疮肿、臁疮溃烂久者，以水煮，趁热贴之，频频换易，米醋煮亦可。口舌生疮、舌肿胀出，捣汁，含浸，吐涎。

古方中对冬青、铁冬青未有明确区分，因此将冬青、铁冬青（救必应）的方剂一并列出。

1.1 口疮漱口液

【出处】《本草纲目》。

【主治】治肿不下。

【组成】冬青叶汁、黄竹沥、小蘖汁。

【用法】含漱。舌胀出口，则浓煎冬青叶浸之。

1.2 冬青汤

【出处】《普济方》。

【主治】口疮。

【组成】冬青叶、小蘖、甘草。

【用法】等份煎汤。

1.3 牙疳第一神方

【出处】《疫痧草》。

【主治】牙疳(牙龈红肿、溃烂)。

【组成】建青黛一钱，西牛黄二分，人中白（煅）一钱，冰片三分，大珍珠五分，回龙骨(瓦上煅炭)一钱，旧红毡子炭一钱，小红枣七枚(去核，每个内入明雄黄少许，煅炭)，血余炭一钱，冬青叶。

【用法】除冬青叶外，其余共研极细末，瓷瓶收贮勿令泄气。凡遇痧疹(麻疹)后走马牙疳，并皆治之。先用冬青叶煎水漱净，再以此药干上。

2 口腔护理验方

2.1 冬青叶汁

【出处】广西玉林市第一人民医院妇科。

【主治】化疗引起的口腔溃疡。

【用法】新鲜冬青叶清洗干净捣烂成汁，用棉签蘸汁涂抹，一日 4 ～ 6 次。

2.2 冬青中草药制剂

方一：

【出处】专利《一种治疗口腔溃疡的中药粉机及其制备方法》。

【主治】口腔溃疡。

【组成】芦荟 15 ～ 25 份、茶叶 10 ～ 20 份、四季青 10 ～ 20 份、龙胆草 10 ～ 20 份、鸡屎藤 10 ～ 20 份、地锦草 10 ～ 15 份、瓦楞子 5 ～ 15 份、白薇 5 ～ 15 份、山茱萸 5 ～ 15 份、茜草 6 ～ 12 份。

【用法】取上述原料，经除杂、洗净、烘干后，进行粉碎，过 150 ～ 200 目筛制得细粉即可。外搽，使用时取适量搽于溃疡处，一日 4 ～ 5 次，1 周为 1 个疗程。

方二：

【出处】专利《一种治疗口腔溃疡的中药汤剂》。

【主治】口腔溃疡。

【组成】冬青 6 g、鸡内金 5 g、炙甘草 12 g、熟地 5 g、桑白皮 3 g、夏枯草 5.5 g、密蒙花 7 g、知母 12 g、白茅根 3 g、仙鹤草 4 g、鸡屎藤 6 g、半枝莲 3 g、天葵子 5.5 g、贯众 7 g、金荞麦 18 g、炒枳壳 5 g、黄芩 3 g、人工牛黄 6 g、尖苞柊叶根 4 g、狗牙花 2 g。

【用法】煎服汤剂，每日 1 剂，一般 5 ～ 10 日即可治愈。

方三：

【出处】专利《治疗牙齿敏感症的糊剂及其制备方法》。

【主治】牙齿敏感。

【组成】冬青、高良姜、花椒。

【用法】冬青：高良姜：花椒 =1 ：1 ：1。研磨成糊后灭菌分装，一日涂药 3 次。

2.3 铁冬青(救必应)中草药制剂

方一：

【出处】专利《含甘草提取物和救必应提取物的口腔组合物及其应用》。

【主治】清新口气，抑菌消炎。

【组成】甘草的水提取物、救必应的水提取物、山梨醇、氟化钠、糖精钠、香精、吐温 -20、尼泊金甲酯、尼泊金丙酯、去离子水。

【用法】取甘草的水提取物(含量为 0.1% ～ 10%)、救必应的水提取物(含量为 0.1% ～ 10%)、山梨醇(含量为 0.1％～ 50％)，氟化钠(含量为 0.05％～ 0.5％)、糖精钠(含量为 0.01％～ 0.5％)，用水溶解；将香精(含量为 0.05％～ 2％)，吐温 -20(含量为 0.05％～ 5％)、尼泊金甲酯(含量为0.05％～0.5％)和尼泊金丙酯(含量为0.05％～0.5％)，混合溶解；然后将前述两种溶液混合后搅拌均匀,制得漱口水。口腔含漱。

方二：

【出处】专利《一种针对口腔炎症的中药组合物及其制作方法和用途》。

【主治】改善口腔炎症，止痛消肿。

【组成】桂花、金莲花、救必应。

【用法】取桂花 20 g、金莲花 10 g、救必应 20 g，粉碎后加入 400 mL 的 80％乙醇溶液浸泡 4 h，再保持沸腾 4 h，加热回流提取 2 h，收集滤液，过滤后浓缩即得。喷涂给药，一日 1 次。

参考文献 REFERENCES

[1] 谭劲，中西医结合口腔科学 [M]. 北京：中国中医药出版社，2021.

[2] 林冬佳，杨利洒，王智 . 口腔微生物与免疫细胞及上皮屏障互作在口腔黏膜稳态维持及疾病发生中的作用研究进展 [J]. 四川大学学报 (医学版), 2022, 53(2): 188-193.

[3] 李成章，樊明文 . 人牙骨质、牙周膜、牙槽骨中 Ⅰ 、Ⅲ、Ⅳ型胶原的检测 [J]. 中华口腔医学杂志，1997，32(2): 70-72.

[4] 黄志强，程永波 . 口腔微生态环境及口腔微生态源性口臭的治疗研究进展 [J]. 山东医药，2021, 61(35): 112-115.

[5] 刘小凤，侯雯倩，刘东玲，等 . 7 种单味中药及其组方体外抑菌效果及复方溶液脱色方法研究 [J]. 中国药理学与毒理学杂志，2021, 35(10): 791.

[6] 崔莉，宁青，张润桐，等 . 黄芩多糖提取条件优化方法及其对溃疡性结肠炎小鼠的疗效研究 [J]. 山东中医杂志，2020, 39(9): 993-1000.

[7] 刘梦杰，王飞，张燕，等 . 黄芩多糖的体内抗氧化活性 [J].

中国食品学报，2016，16(7): 52–58.

[8] 麻冰洁，武娴，张晒，等．抗新型冠状病毒肺炎中药的研究进展 [J]. 中国病原生物学杂志，2023, 18(3): 369-374.

[9] 徐曼曼，潘菊华，黄世敬．网络药理学整合分子对接揭示黄芩抗抑郁作用机制研究 [J]. 辽宁中医药大学学报，2022, 24(12): 50-57.

[10] 周学东，黄正蔚，李继遥，等．黄芩对三种主要致龋菌生长、产酸及产胞外多糖的影响 [J]. 华西医科大学学报，2002, 33(3): 391-393.

[11] 邵长江，桑临惠，滕铁兰，等．复方黄芩漱口液治疗固定矫治牙龈炎的临床疗效分析 [J]. 实用口腔医学杂志，2020, 36(3): 514-516.

[12] 居金菁．中药在口腔护理中的应用与进展 [J]. 中医药管理杂志，2020, 28(9): 100-101.

[13] 刘秀巍，李宏，牛之瑞，等．三七茎叶总皂苷提取工艺及抗氧化活性研究 [J]. 食品安全质量检测学报，2021, 12(15): 6003-6008.

[14] 曹玉标，孙亮亮，杨野，等．三七药渣中主要多糖成分的分离纯化及其抗氧化活性研究 [J]. 中草药，2023, 54(1): 100-111.

[15] 徐馨，徐春生．三七提取物在口腔产品中的应用 [J]. 口腔护理用品工业，2022, 32(3): 27-30.

[16] 许德星，万发银，张静怡，等．三七总黄酮通过 miR-223-3p/FOXO1 分子轴缓解病毒性心肌炎炎症反应和细胞损伤 [J]. 病毒学报，2021, 37(4): 781-789.

[17] 卢汝梅，黄志其，李兵，等．三七化学成分 [J]. 中国实验方剂学杂志，2016, 22(7): 62-64.

[18] 郭婷，何忠俊，李冬雪，等．三七各器官 Cu、Cr、Cd、Pb 含量特征及其健康风险评价 [J]. 广东农业科学，2022, 49(1): 22-29.

[19] 赵乐荣，于建伟，唐文金，等．止血中草药应用于牙膏的研究 [J]. 口腔护理用品工业，2016, 26(2): 18-19.

[20] 刘琛．三七治疗口腔科疾病举隅 [J]. 中医临床研究，2016(1): 89-90.

[21] 许鸣．三七粉治疗复发性口腔溃疡 45 例疗效观察 [J]. 浙江中医杂志，2013, 48(9): 696.

[22] 潘茜，秦扬．三七粉治疗糜烂型口腔扁平苔藓 [J]. 中国实验方剂学杂志，2011(17): 244-245.

[23] 徐梦．人参皂苷 Rb_1 和 Rg_1 对 OGD/R 损伤星形胶质细胞线粒体的影响及其机制研究 [D]. 北京：北京中医药大学，2020.

[24] 刘周莉，何兴元，陈玮．忍冬—— 一种新发现的镉超富集植物 [J]. 生态环境学报，2013，22(4): 666-670.

[25] 伍婷，杜家会，李振斌，等．金银花与山银花现代鉴别方法研究概况 [J]. 中国民族民间医药，2022, 31(15): 61-64.

[26] 李轩．不同品种金银花对牙龈炎症及口腔溃疡临床疗效的影响 [J]. 中医学报，2015, 30(5): 742-744.

[27] 赵鹏，周乐，杜叶青，等．金银花化学成分的分离鉴定与 $A\beta_{1-42}$ 聚集的抑制活性 [J]. 沈阳药科大学学报，2019, 36(9): 776-783.

[28] 章娟，黄琪，曾凡俊，等. 金银花和山银花 UPLC 特征图谱-化学成分模式识别方法研究[J]. 辽宁中医药大学学报，2022, 24(7): 49-53.

[29] 曹燕飞. 金银花冲泡液联合生理盐水防治化疗后口腔溃疡 200 例临床观察及护理[J]. 齐鲁护理杂志，2010，16(1): 90-91.

[30] 黄蓓. 金银花含漱液在 ICU 患者口腔护理中的应用[J]. 解放军护理杂志，2005(6): 99-100.

[31] 梁学军，梁家芝. 金银花水煎剂对中风卧床患者龈沟液中 IL-1β、TNF-α 及 PGE_2 水平的影响[J]. 现代医学与健康研究电子杂志，2020, 4(2): 119-121.

[32] 张天翼，郭蕴泽，肖雨涵，等. 金银花提取物用于抑制青少年口臭的疗效研究[J]. 临床口腔医学杂志，2021, 37(5): 275-278.

[33] 任蓓，郝娟，娄迎昕，等. 不同产地金银花的质量评价[J]. 山西医科大学学报，2022, 53(1): 100-105.

[34] 张丹捷，赵鑫，孙乐，等. 金银花炒炭前后凉血止血作用变化研究[J]. 时珍国医国药，2020, 31(3): 603-605.

[35] 刘佳，吴海港，何书海，等. 日粮添加绿原酸对断奶仔猪生长性能、免疫力及抗氧化功能的影响[J]. 饲料研究，2021(15): 37-40.

[36] 梁鑫，李刚，袁橙，等. 积雪草苷的抗惊厥作用研究[J]. 齐齐哈尔医学院学报，2010, 31(1): 10.

[37] 谢升阳. 积雪草苷多孔微球的制备及其对创伤修复作用的研究[D]. 杭州：浙江大学，2019.

[38] 白纪红，赵日红，吕秋军，等．羟基积雪草苷舒血管作用的选择性作用特点研究 [J]. 中药药理与临床，2008, 24(2): 10-13.

[39] 孙伯菊．积雪草及其主要三萜成份干预肥胖小鼠体重增加的作用及机制研究 [D]. 北京：北京中医药大学，2021.

[40] 李丽敏，夏晶，王柯，等．不同类别中药材中镉元素的石墨炉原子吸收法测定及其分布规律研究 [J]. 中国医药工业杂志，2013, 44(2): 180-185.

[41] 周岐鸣，宋海燕，郝世军，等．夏翔巧用积雪草经验 [J]. 上海中医药杂志，2018, 52(7): 22-25.

[42] 王青，赵爱丽，武景路，等．不同产地积雪草中积雪草苷和羟基积雪草苷含量测定 [J]. 中国中医药现代远程教育，2014, 12(12): 149-150.

[43] 李晶．积雪草苷对系统性硬化病细胞免疫及纤维化的作用机制研究 [D]. 郑州：河南大学，2020.

[44] 王海亮．救必应酸对念珠菌的作用机制研究及救必应溶液对念珠菌性间擦疹病的临床疗效评价 [D]. 长春：长春中医药大学，2019.

[45] 陶双友，程宏辉，周福生．周福生教授治疗脾胃病经验介绍 [J]. 新中医，2005, 37(5): 15-16.

[46] 胡乃强，林才志，赵海燕，等．救必应汤联合化疗对老年晚期非小细胞肺癌患者血清 Survivin、p53 蛋白及免疫功能的影响 [J]. 南京中医药大学学报，2018, 34(5): 443-447.

[47] 梁欣仪．岭南中药救必应胃肠黏膜损伤修复作用机制研究 [D]. 广州：广州中医药大学，2021.

[48] 扈芷怡，唐梅，张谦华，等．救必应化学成分和药理作用研究进展 [J]. 长春师范大学学报，2018, 37(4): 69-74.

[49] 周宁，郭鸿宜．救必应干品及新鲜品体外抗菌作用的研究 [J]. 中国中医药杂志，2004, 2(12): 534-534.

[50] 徐春生，徐文霞．救必应中药牙膏功效的试验研究 [J]. 日用化学品科学，2014, 37(11): 36-39.

[51] 李宇航，郭明章，孙燕，等．仲景方用药度量衡古今折算标准研究 [J]. 北京中医药大学学报，2010, 33(9): 597-600.

[52] 赵晓军．中国古代度量衡制度研究 [D]. 安徽：中国科学技术大学，2007.

[53] 胡心怡，李冰，陈红娟，等．徐氏验方内服外敷治疗心脾积热型小儿疱疹性口炎的临床研究 [J]. 上海中医药杂志，2016, 50(5): 51-54.

[54] 方杨，马俊，马华安，等．国医大师干祖望经验方治疗脾虚湿热型复发性口疮撷菁 [J]. 中医药临床杂志，2022, 34(9): 1656-1659.

[55] 李欣，崔晨，耿琪，等．蒋健以加减金色泻黄饮为主治疗口疮用药路径分析 [J]. 中医学报，2015，30(10): 1425-1427.

[56] 石可金，张琦．经典名方甘草泻心汤组方用药考究及临床应用概况 [J]. 辽宁中医药大学学报，2022，24(4): 89-96.

[57] 李强．经方治顽固性复发性口疮 36 例 [J]. 国医论坛，1995(2): 12.

[58] 翟瑞庆，王智林，于德华等．三七紫雪散治疗口疮 100

例 [J]. 四川中医杂志，1997，15(3): 53-54.

[59] 蒋丹娜，沃秀芳，朱艳萍 . 儿茶三七散治疗口腔溃疡 [J]. 中国民间疗法 , 2002，10(1): 28–29.

[60] 姚悦 , 林兆全 , 姚志道 . 参七蛋黄乳膏的制备与治疗复发性口疮、口腔扁平苔藓的临床观察 [J]. 新疆医学 , 2009, 39(3): 134-136.

[61] 穆天军 . 口疡散治疗口腔溃疡 [J]. 甘肃中医杂志，1993(1): 25-26.

[62] 夏晶晶 , 马华安 . 口疮散治疗复发性口疮的临床疗效观察 [J]. 医学食疗与健康 , 2022, 20(1): 84-86,89.

[63] 郭洪波 , 管翠强 . 加味导赤散对复发性口腔溃疡患者 Th1/Th2 平衡的调节作用 [J]. 中国药物与临床 , 2015, 15(12): 1745-1747.

[64] 金利玉 . ICU 患者合并口腔疾病患者用复方金银花含漱液进行口腔护理的应用研究 [J]. 中国医药指南 , 2016, 14(31): 5-6.

[65] 张权平 . 金银花、甘草煎液治疗小儿口炎 46 例疗效观察 [J]. 皖南医学院学报 , 2004(2): 127-128.

[66] 邓宏 . 玄参银花汤治复发性口腔溃疡 [J]. 农村百事通 , 2018(9): 47.

[67] 李凌一 . 清疡方治疗复发性口腔溃疡（寒热错杂证）的临床疗效观察 [D]. 天津 : 天津中医药大学 , 2022.

[68] 许鹏 , 刘莉君 . 银玄汤防治 DCF、FOLFOX 方案化疗引起的口腔炎 36 例 [J]. 吉林中医药 , 2013, 33(6): 598-599.

[69] 常卫，聂含竹，吴文科，等．金玉漱口液联合组合吸痰管口腔护理对口腔癌术后患者疗效的观察 [J]. 湖南中医药大学学报，2021, 41(9): 1452-1455.

[70] 韦彩丽．冬青叶在治疗化疗引起口腔溃疡患者中的应用 [J]. 护理实践与研究，2014, 11(7): 151-152.